ÉTUDE SUR LE TRAITEMENT OPÉRATOIRE

DES

FISTULES VÉSICO-VAGINALES

ET EN PARTICULIER SUR LEUR TRAITEMENT

PAR LE PROCÉDÉ DIT DU DÉDOUBLEMENT

PAR

Le Docteur Ch. MARTIN

ANCIEN INTERNE DES HOPITAUX DE PARIS
ANCIEN CHEF DE CLINIQUE DE LARYNGOLOGIE, OTOLOGIE ET RHINOLOGIE
LAURÉAT DE L'ÉCOLE DE MÉDECINE D'ANGERS

PARIS
G. STEINHEIL, ÉDITEUR
2, RUE CASIMIR-DELAVIGNE, 2

1897

ÉTUDE SUR LE TRAITEMENT OPÉRATOIRE

DES

FISTULES VÉSICO-VAGINALES

ET EN PARTICULIER SUR LEUR TRAITEMENT

PAR LE PROCÉDÉ DIT DU DÉDOUBLEMENT

PAR

Le Docteur Ch. MARTIN

ANCIEN INTERNE DES HOPITAUX DE PARIS
ANCIEN CHEF DE CLINIQUE DE LARYNGOLOGIE, OTOLOGIE ET RHINOLOGIE
LAURÉAT DE L'ÉCOLE DE MÉDECINE D'ANGERS

PARIS
G. STEINHEIL, ÉDITEUR
2, RUE CASIMIR-DELAVIGNE, 2

1897

A MES MAITRES EN MÉDECINE

A LA MÉMOIRE DE M. LE DOCTEUR HANOT
MÉDECIN DE L'HOPITAL SAINT-ANTOINE
(Stage 1889-1890)

A M. LE DOCTEUR THIBAULT
MÉDECIN DE L'HOTEL-DIEU D'ANGERS
(1887-1888)

A M. LE DOCTEUR MERKLEN
MÉDECIN DE L'HOPITAL LAENNEC
(Externat, 1891)

A M. LE PROFESSEUR HUTINEL
(Int. prov. 1892)

A MM. LES DOCTEURS BROCQ ET BARTH
MÉDECINS DES HOPITAUX
(Internat, 1893-94)

A MES MAITRES EN CHIRURGIE

M. Le Docteur GÉRARD-MARCHANT

CHIRURGIEN DE L'HOPITAL TENON

(Externat, 1890)

M. Le Docteur MONOD

CHIRURGIEN DE L'HOPITAL SAINT-ANTOINE

(Internat, 1895)

M. Le Docteur QUÉNU

CHIRURGIEN DE L'HOPITAL COCHIN

(Internat, 1896)

M. Le Docteur POZZI

CHIRURGIEN DE L'HOPITAL BROCA

(Internat, 1897)

M. Le Docteur CASTEX

CHARGÉ DU COURS DE LARYNGOLOGIE A LA FACULTÉ

(Assistance, 1893-1897)

MM. WALTHER. — BROCA. — BAZY. — HUMBERT. —
SEBILEAU. — LEGUEU. — ARROU

A MON PRÉSIDENT DE THÈSE

M. LE PROFESSEUR BERGER

INTRODUCTION

L'écoulement perpétuel et involontaire de l'urine, qui est la conséquence des fistules vésico-vaginales, constitue pour les femmes une infirmité extrêmement pénible. Constamment mouillées, répandant une odeur urineuse pénétrante, ces malades endurent un véritable supplice.

Indépendamment des inconvénients résultant de l'irritation constante produite par le contact du liquide sur les téguments de la vulve et de la partie supérieure des cuisses, on a vu survenir des complications plus graves, des inflammations ascendantes de l'appareil urinaire, cystites, urétérites, pyélites, ou de l'appareil génital, métrites, salpingites.

Aussi ces femmes viennent presque toujours réclamer les secours de la chirurgie, et de tout temps les chirurgiens se sont ingéniés à réussir la cure opératoire de cette infirmité.

En lisant les classiques qui décrivent le traitement opératoire des fistules vésico-vaginales, il semble que le succès couronne presque à coup sûr les efforts des opérateurs. Les divers auteurs de procédés opératoires citent à l'appui de leurs méthodes des résultats extraordinaires, merveilleux, des séries entières de cas guéris à la première intervention. Cependant nous avons vu souvent revenir dans les services hospitaliers des femmes déjà opérées, à trois, quatre, six reprises, et conservant quand même leur pénible infirmité. Pozzi, par exemple, a opéré et guéri une malade, ayant déjà subi onze opérations. Ces multiples interventions aggravent même parfois l'état des patientes, et telle qui au début n'avait qu'une petite fistule, perd toute sa cloison vésico-vaginale en avivements successifs. Une malade que nous avons vue à St-Antoine présentait, à la suite d'un accouchement laborieux, deux fistules vésico-vaginales ; l'une située près du col utérin, et laissant passer une sonde cannelée, l'autre plus antérieure, admettant le bout du petit doigt et séparée de la précédente par une bride cicatricielle. Une première intervention laissa les choses en état, mais la seconde transforma les deux fistules en une seule, vaste et beaucoup plus difficile à fermer. La plupart des maîtres que nous avons consultés, nous ont avoué que leurs insuccès étaient encore fréquents. Beaucoup ont eu à traiter de ces fistules résistant à des actes opératoires successifs, sans être cependant incurables. Les fistules vésico-vaginales restent donc, malgré les progrès accomplis, une affection difficile à traiter, sujette aux récidives entre les mains des plus habiles.

Un coup d'œil rapide sur l'histoire des nombreuses tentatives chirurgicales, qu'ont fait naître les fistules vésico-vaginales, nous donnera une nouvelle preuve de la difficulté opératoire de ces lésions, et nous permettra de suivre les progrès réalisés. Séverin Pineau et Fabrice de Hilden (XVIe siècle) sont les premiers à faire mention des fistules vésico-vaginales. Dès 1663, von Roonhuysen avait conseillé de traiter les fistules urinaires par l'avivement et la suture ; mais ces opérations avaient échoué, faute d'une bonne technique. Christ Wœlter ne fut pas plus heureux. Aussi au XVIIIe siècle, avait-on renoncé à tout traitement curatif. Jean-Louis Petit (1) appliquait une sorte d'urinal qu'il appelait *trou d'enfer*. Desault et Chopart se bornaient à placer une sonde à demeure et à appliquer un tampon vaginal. Au commencement du XIXe siècle, des tentatives opératoires furent faites dans divers sens. Delpech, Dupuytren, Cloquet préconisèrent la cautérisation.

Reprise par Nœgelé, Lallemand, Dugès, la suture fut de nouveau abandonnée. Lallemand inventa, en 1824, sa fameuse sonde érigne, ou sonde unissante, pour réunir les bords de la fistule, préalablement avivée par la cautérisation.

Laugier imagina peu après une érigne double vaginale, permettant d'arriver au même résultat en passant par le vagin. Récamier fit construire des instruments analogues ; mais déjà la chirurgie marchait dans une voie plus féconde en résultats, celle de l'autoplastie.

(1) J.-L. Petit, *Traité des maladies chirurg.*, etc. Paris, 1790, t. *III*, p. 87.

Pendant toute cette période ce ne furent donc que tâtonnements et incertitudes ; avec Jobert (de Lamballe) les opérations autoplastiques prirent le pas sur les procédés timides des vieux chirurgiens.

Déjà Velpeau, en 1832, avait imaginé de fermer des fistules laryngiennes avec un bouchon de téguments et avait émis l'idée que cette méthode était applicable à beaucoup de fistules, notamment à celles de l'urèthre.

En 1834, Jobert, mettant à profit cette indication, pratiqua sa première opération *d'élytroplastie*, ou d'autoplastie du vagin par la méthode italienne. Il avivait d'abord la fistule au bistouri, puis comblait la perte de substance par un lambeau cutané emprunté soit à l'une des grandes lèvres, soit à la face interne de la cuisse ou de la fesse. Il fixait ce lambeau par deux points de suture et par un fil traversant l'urèthre. Après un beau succès, de nombreux revers survinrent entre ses mains et entre celles de Roux.

Velpeau, Leroy d'Etiolles et Gerdy inventèrent aussi un procédé autoplastique. Ce dernier, qui mérite d'être conservé pour certains cas spéciaux, consiste à tailler deux lambeaux quadrilatères le long des bords de la perforation et à réunir exactement les deux surfaces saignantes.

Toutes ces tentatives n'avaient encore donné que des résultats incertains ; c'est alors que Jobert (1) proposa une opération qui marque un progrès important dans l'histoire de la cure des fistules : la *cystoplastie par glissement*, ou *autoplastie vaginale par locomotion*. Elle consistait à rendre les tissus mobiles à l'aide d'incisions libératrices et de décollement, voire même de désinsertion du vagin à son attache au col utérin ; il y joignit d'abord la mobilisation de la lèvre antérieure de la fistule, en détachant l'urèthre du pubis ; mais il ne tarda pas à y renoncer. Le 9 juin 1845, il appliqua pour la première fois sa méthode de cystoplastie par glissement, et eut la satisfaction de guérir complètement sa malade qu'il avait vainement opérée 18 mois auparavant à l'aide de

(1) Jobert, *Bull. de l'Acad. de méd.*, 16 mars 1847, t. XII, p. 492.

l'élytroplastie. En 1849 il avait obtenu sur 18 opérations, 13 guérisons complètes, une guérison incomplète, 1 insuccès et 2 morts. Jobert attribuait avec raison ces brillants résultats à la facilité du rapprochement des bords et à l'absence de tension, mais il ne faisait pas la part qui revenait à certains détails, jugés par lui accessoires, mais dont l'importance était grande : mise à nu parfaite de la région, large avivement et nombreux points de suture. Aussi les chirurgiens qui voulurent l'imiter, négligeant ces détails pour eux insignifiants, échouèrent le plus souvent, et les succès de la cystoplastie par glissement restèrent presque bornés à ceux de son auteur.

En même temps et même un peu avant ces tentatives, Vidal de Cassis (1) imaginait de fermer la vulve et de transformer le vagin en une cavité complémentaire de la vessie. Les résultats obtenus pendant les premières semaines ne purent être maintenus, et cette opération si ingénieuse, revenue depuis dans la pratique, tomba momentanément dans l'oubli.

Tel était l'état des choses, lorsqu'en 1858 un jeune chirurgien américain, Bozeman (de Montgomery), vint faire connaître en France un procédé qui avait donné de beaux résultats entre les mains de son maître Marion Sims. Ce procédé américain, dont on a pu retrouver ailleurs les éléments épars, et dont Hayward (de Boston), en particulier, avait indiqué l'un des points essentiels, consistait en l'avivement direct et la suture de la fistule. Marion Sims en avait fait une véritable méthode, perfectionné l'instrumentation et les temps opératoires, au point que rien, pour ainsi dire, n'a été changé depuis cette époque.

Les succès obtenus par Bozeman eurent le plus grand retentissement, et excitèrent l'émulation des chirurgiens français ; Follin et Verneuil en particulier, par leurs publications et leur pratique vulgarisèrent la méthode américaine ; eux-mêmes obtinrent de beaux succès. Baker-Brown et Simpson obtenaient en même temps à Londres et à Edimbourg, des succès analogues. En Allemagne

(1) Vidal de Cassis, Oblitération de l'orifice du vagin pour le traitement de la fistule vésico-vaginale. *Annales de la chir. franç. et étrang.*, 1841, p. 208.

Simon de Rostock perfectionnait encore la méthode et donnait de meilleurs préceptes pour l'avivement, enfin dans les cas incurables par la méthode ordinaire, il imaginait la méthode du *colpocleisis* ou *occlusion du vagin*, remettant ainsi en pratique l'idée qu'avaient déjà eue Vidal de Cassis et Bérard.

Longtemps le procédé américain resta seul en honneur, certains chirurgiens avaient pourtant décrit un procédé à lambeaux ou du dédoublement. Mais cette méthode, employée avec des variantes par Dieffenbach, Gerdy, Collis de Dublin, Duboué, avait été délaissée, malgré leurs plaidoyers, et les bons résultats qu'ils en obtenaient.

Depuis, ce procédé du dédoublement a été repris en Allemagne par Herff, Sænger, Fritsch, Mackenrodt ; en Russie par Fenomenoff ; en France par Ricard, Quénu, etc. Il tend même à prendre le pas sur l'ancien procédé américain et à le remplacer dans la faveur des chirurgiens. Dans une récente discussion à la *Société de Chirurgie* (mars 1897), le professeur Berger, Ricard, Quénu l'ont défendu. Depuis 10 ans, notre maître M. Quénu l'emploie exclusivement, et sur 12 cas de fistules vésico-vaginales ou vésico-utérines n'a eu qu'un échec et encore une fistule recto-vaginale compliquait la fistule vésicale. Ricard lui doit 7 succès sur 10 interventions, un insuccès dans le cas d'ulcération cancéreuse de la vessie, et deux échecs explicables par une faute dans les soins post-opératoires.

Dans cette étude nous voulons le mettre en parallèle avec les autres méthodes opératoires, et chercher à montrer qu'il est applicable à la grande majorité des fistules vésico-vaginales.

Enfin dans ces dernières années, une nouvelle voie a été indiquée pour la cure opératoire des fistules haut placées, inopérables par le vagin.

Trendelenburg (1) le premier, a abordé la fistule par la vessie. Ce procédé a été répété depuis par de nombreux opérateurs :

(1) Trendelenburg, Ueber Blasenscheiden fisteln Operationen. *Volkmann's Samml. klin. Vortr.*, 1890, n° 355.

Baumm, Bardenhauer, Pousson, Duplay, Dittel, Latouche (1) (d'Autun) avec des variantes, sur lesquelles nous reviendrons.

Les perfectionnements apportés au traitement des fistules vésico-vaginales ont donc été réalisés peu à peu, et par beaucoup, par la plupart des chirurgiens qui se sont occupés de ces questions, chacun pour sa part a apporté une amélioration à la méthode générale. En réalité le progrès n'a pas consisté dans l'adoption de telle ou telle manière de faire, mais bien dans la connaissance plus exacte et la mise en pratique des grandes règles qui doivent guider dans toute opération autoplastique, à savoir : *faire de larges avivements, rendre bien mobiles les parties avivées et les affronter exactement, se placer dans les meilleures conditions possibles d'asepsie.*

Nous diviserons notre travail en 4 chapitres :

Dans le premier, nous ferons une rapide étude anatomique des fistules vésico-vaginales, nous permettant de limiter notre sujet et de classer les fistules au point de vue opératoire.

Dans le deuxième, nous décrirons la méthode du dédoublement telle que la pratiquent Ricard, Quénu.

Dans le troisième, nous exposerons les différentes méthodes de traitement chirurgical des fistules vésico-vaginales.

Dans le quatrième, nous tâcherons de montrer les avantages du procédé du dédoublement en le comparant à la méthode américaine, et nous donnerons les indications et la valeur respective des diverses méthodes opératoires. Suivront les résultats opératoires et les observations des malades.

Enfin nous terminerons par un certain nombre de conclusions qui résument notre manière de voir sur le sujet.

(1) Latouche, Communication inédite à la *Société de Chirurgie*, 1897.

CHAPITRE PREMIER

Étude anatomo-pathologique des fistules vésico-vaginales.

La paroi qui sépare le canal génital des voies urinaires peut être perforée en différents points ; suivant le segment de l'appareil urinaire qui a été détruit, on peut avoir trois variétés principales de fistules urinaires cicatricielles du vagin : 1° *des fistules vésicales* ; 2° *des fistules uréthrales* ; 3° *des fistules urétérales*. Voulant limiter notre sujet, nous ne nous occuperons que des fistules *vésico-vaginales* qui sont d'ailleurs la variété de beaucoup la plus fréquente des fistules urinaires. Exceptionnellement la vessie s'ouvre dans le col de l'utérus, *fistule vésico-utérine* ou bien à la fois dans le col de l'utérus et dans le vagin, *fistule vésico-utéro-vaginale*.

Au point de vue opératoire, on ne peut séparer ces deux dernières variétés de fistules vésicales ; elles ont de plus donné naissance à des procédés ingénieux et intéressants, à cause de la difficulté de leur cure chirurgicale ; aussi notre étude comprendra-t-elle toutes les fistules qui siègent entre le col de la vessie et le cul-de-sac péritonéal vésico-utérin, et s'ouvrant soit dans le vagin, soit dans le col utérin ; ne laissant de côté que celles qui intéressent l'urèthre et l'uretère. Celles-ci donneraient lieu à des considérations spéciales qui nous entraîneraient trop loin.

I. — Fistules de la base de la vessie (*vésico-vaginales et vésico-utérines*).

A. Siège. — La perte de substance peut intéresser le vagin, ou le col utérin. Les parois du corps utérin ne sauraient devenir le siège d'une perforation, puisque au moment de l'accouchement, l'orifice interne du col se trouve toujours au-dessus du pubis. Mais il n'en est pas de même de la paroi antérieure du col de l'utérus, qui, comprimée contre le bord supérieur du pubis, par la tête fœtale, peut être sphacélée ; il en résulte une fistule faisant communiquer le col et la vessie, la fistule *vésico-utérine*, qu'il est plus exact d'appeler *vésico-cervicale*.

a) *Fistules vésico-vaginales*. — « La paroi antérieure du vagin dont les dimensions moyennes sont d'environ 10 centimètres, répond dans ses 3 à 4 premiers centimètres au canal de l'urèthre ; dans les 3 centimètres suivants, au col de la vessie et au trigone vésical, dont la hauteur est d'environ 3 centimètres ; enfin au delà dans une étendue de 4 centimètres environ, au bas-fond de la vessie ; les fistules *vésico-vaginales* occupent donc, soit le *tiers moyen*, soit le *tiers supérieur* de la face antérieure du vagin.

Cette distinction a une grande importance : on peut dire des *fistules du tiers moyen*, qu'elles sont *basses*, des *fistules du tiers supérieur*, qu'elles sont *hautes*. Les fistules *basses* sont facilement abordables par le vagin ; parmi les fistules *hautes*, les unes sont encore facilement accessibles par cette voie ; les autres, plus rares, ne sont pas ordinairement justiciables de la méthode vaginale, et méritent une place à part, ce sont les fistules situées autour du col utérin, mais où celui-ci est intact (Michaux, *T. Chir.*).

b) *Fistules vésico-cervicales*. — De ces fistules hautes du vagin aux fistules vésico-cervicales, il n'y a qu'un pas. Ces fistules peuvent simplement ébrécher le museau de tanche, ou au contraire faire communiquer le canal cervical avec la vessie. On les rattache depuis Jobert aux fistules vésico-vaginales, sous le nom de *fistules vésico-utéro-vaginales*, subdivisées en deux variétés, *superficielles* et *profondes*, selon que la destruction de la lèvre antérieure du col est partielle ou complète.

Pozzi (*Traité de gynécologie*, 1897) fait justement remarquer, que cette dénomination est essentiellement défectueuse, et propose d'appeler *fistules juxta-cervicales*, toutes celles dans lesquelles la perte de substance mord plus ou moins la paroi antérieure du col utérin, sans ouvrir le canal cervical, réservant le nom de *fis-*

tules intra-cervicales aux perforations qui ouvrent ce canal, et appelées assez improprement *fistules vésico-utérines*.

B. Forme. Dimensions. — *a*) *Fistules vésico-vaginales.* — Rien n'est plus variable que la forme et les dimensions des fistules vésico-vaginales ; les unes sont si petites, que l'on a peine à les découvrir, et laissent difficilement passer un stylet fin ; les autres constituent des orifices plus ou moins irréguliers, généralement elliptiques, en forme de fentes ou d'orifices béants dont le diamètre varie de quelques millimètres jusqu'à 2 et 3 centimètres; leur direction est presque toujours transversale, ou légèrement oblique, les fistules verticales sont exceptionnelles.

Enfin dans quelques cas la perte de substance est énorme, la cloison vésico-vaginale est détruite presque en totalité, la vessie et le vagin ne forment plus qu'une seule cavité, c'est ce que Deroubaix a appelé le *cloaque uro-génital* (1).

L'orifice est unique dans la majorité des cas, il peut en exister plusieurs, séparés par des ponts charnus ou cicatriciels.

b) *Fistules cervicales.* — Les fistules *juxta-cervicales* (Syn. vésico-utéro-vaginales) intéressent en même temps le vagin et le col. Dans la variété *superficielle*, le vagin est plus touché que le col, celui-ci borde simplement la fistule, et se trouve plus ou moins échancré. Dans la variété *profonde*, le col est plus ou moins altéré, rongé par la fistule, il n'en reste qu'un moignon, faisant saillie dans la perte de substance de la paroi vaginale. Dans les cas graves, toute la lèvre antérieure du col de l'utérus a disparu, et l'urine coule sur la lèvre postérieure ; dans quelques cas heureusement fort rares, il n'existe plus de col. On ne retrouve de lui pour dernier vestige qu'un tubercule plus ou moins saillant. Dans les fistules *intra-cervicales*, la paroi cervico-vésicale se trouve traversée par un orifice qui n'atteint pas la paroi vaginale ; ces fistules n'ont jamais de grandes dimensions. D'après L. Martin, cette variété de fistule serait plus fréquente qu'on ne l'admet généralement, mais elles ont une tendance naturelle à guérir, quand elles ne sont pas trop étendues et ne comprennent pas l'uretère.

(1) Deroubaix, *Traité des fistules uro-génitales de la femme*, Bruxelles, 1870.

C. Constitution. — Lorsqu'on examine une fistule récente du bas de la vessie, on trouve les lèvres rouges, tuméfiées, recouvertes de bourgeons charnus en voie de cicatrisation, mais si la fistule existe depuis assez longtemps les bords ont complètement changé d'aspect, ils deviennent, tantôt minces, souples ou cicatriciels; tantôt épais, indurés et comme calleux. On reconnait le plus souvent avec netteté, le liseré d'union des deux muqueuses ; celle du vagin s'enroule un peu en dedans, formant, selon l'expression de Verneuil, une sorte d'*entropion*. La muqueuse vésicale est ordinairement cachée, elle peut devenir bourgeonnante, vascularisée, et vient faire hernie à travers l'orifice fistuleux. Dans un cas de ce genre, Lannelongue s'est servi d'un bouchon formé par la muqueuse vésicale pour fermer la perforation. Quelquefois il se produit une véritable inversion d'une grande partie de la vessie, ou même de cet organe tout entier, qui descend dans le vagin sous la forme d'une masse ayant le volume d'une noix ou d'un œuf de poule. Dans un cas, Simon a vu la partie de la vessie herniée contracter des adhérences avec la paroi postérieure du vagin.

II. — Lésions concomitantes.

A. Vagin. — Lorsque la fistule est petite, le vagin peut rester souple et extensible ; il supporte souvent avec facilité le contact perpétuel de l'urine. Mais dans le cas de fistule plus grande, la réparation de l'eschare amène des déformations considérables, fort gênantes pour une intervention chirurgicale ultérieure. Ce sont d'une part des *adhérences anormales* du fond du vagin aux parties fibreuses voisines, et de ses bords aux os de l'arcade pubienne ; de l'autre des *brides*, des *rétrécissements cicatriciels*, parfois même des *cloisonnements*, qui paraissent artificiels, tant ils sont complets et parfaits. La paroi du vagin est par places, et surtout près de la fistule, envahie par des masses de tissu cicatriciel ; la paroi antérieure du vagin, sous l'influence de la rétraction, se raccourcit tellement, qu'elle peut diminuer de moitié, ou même disparaître alors que au début la perte de substance n'intéressait qu'une faible partie de son étendue. En se cicatrisant, le vagin peut se rétracter de plus en plus, en formant un rétrécissement annulaire. Le canal rétréci, se termine alors plus ou moins profondément dans la fistule, ou bien forme au-dessous d'elle un orifice arrondi ou aplati, dont le diamètre peut varier de quelques millimètres jusqu'à 1 à 2 centimètres. Une sonde introduite dans ce défilé pénètre alors en avant dans la vessie, en arrière dans l'utérus. Mais souvent cette exploration ne suffit pas, et si les règles font défaut, le chirurgien reste dans le doute et ne peut déterminer si la partie du canal génital, située au-dessus du rétrécissement, communique librement ou non avec la vessie. La lèvre postérieure de ce rétrécissement est constituée par un pli saillant de la paroi postérieure du vagin qui dans les cas où la rétraction cicatricielle est considérable, est généralement peu éloigné du cul-de-sac vaginal et du fond de l'espace de Douglas.

Le vagin peut être rétréci et même complètement oblitéré au-dessus de la fistule, si bien que l'utérus et une partie du cul-de-sac vaginal sont totalement séparés de la partie inférieure du vagin. Dans ce cas le bord postérieur de la fistule est formé par la paroi vésico-vaginale appliquée contre la paroi postérieure du vagin.

« Ces notions ont une grande importance ; elles méritent d'être gravées dans l'esprit par une distinction spéciale, séparant d'une part, *les fistules simples,* sans adhérences, ni rétrécissement, des *fistules compliquées*, dont la cure chirurgicale est évidemment beaucoup plus difficile » (Michaux). C'est à ces dernières, comme nous le verrons plus loin, que s'adresse la méthode de Bozeman.

Les diverticules résultant des brides vaginales, les cloisonnements favorisent la stagnation de l'urine ; le vagin continuellement baigné par l'urine, s'enflamme, il survient de l'érythème de la vulve, quelquefois des excoriations de la muqueuse, chez certaines malades, il se dépose des graviers, généralement phosphatiques.

B. **Vessie. — Urèthre. — Uretère.** — La capacité de la vessie est fort diminuée par les grandes pertes de substance ou bien par la formation de tissu cicatriciel dans le bas-fond. Si toute l'urine s'écoule par la fistule, la vessie est contractée et sa paroi s'épaissit. Quand pendant l'accouchement, les lésions traumatiques ont été considérables, la paroi de la vessie, qui répond à la symphyse, et le périoste qui recouvre le pubis, peuvent être éliminés par gangrène. Lorsque dans de telles lésions survient la cicatrisation, la vessie tout entière, et avec elle la fistule est fixée contre la paroi postérieure de la symphyse. Ces fistules « *adhérentes aux os* » rendent l'opération extrêmement difficile (Hegar et Kaltenbach).

La cystite n'est pas rare, et se développe au contact des liquides septiques fournis par le vagin et l'utérus ; cette cystite peut se propager en remontant à l'uretère, au bassinet et jusqu'au parenchyme rénal. Parfois une fistule urétéro-vaginale complique la fistule vésicale, et il n'est pas rare de trouver les orifices urétéraux sur les bords de la fistule, c'est un rapport dangereux qu'il faut se rappeler quand on avive les bords.

Le canal de l'urèthre est souvent dévié ou rétréci lorsqu'il s'agit de fistules déjà anciennes. Les rétrécissements présentent deux grandes variétés : tantôt près de l'atrésie est une simple fistule vésico-vaginale, tantôt le rétrécissement est situé entre deux fistules dont l'une est uréthro-vaginale et l'autre vésico-vaginale. La partie perméable de l'urèthre s'ouvrira plus ou moins loin de l'orifice externe par un orifice pouvant avoir le diamètre d'un pois, puis on trouve la portion rétrécie de l'urèthre. Immédiatement derrière est la fistule vésico-vaginale, qui se trouve rarement éloignée sur le bas-fond de la vessie (Hegar et Kaltenbach).

Quelquefois l'urèthre s'oblitère complètement à la suite des contusions éprouvées pendant l'accouchement. Duboué mentionne un exemple de cette complication rare. Dans ce cas l'orifice profond de l'urèthre s'était complètement oblitéré, après la chute de l'eschare qui avait perforé la cloison vésico-vaginale. Le calibre du canal a pu être rétabli à l'aide d'un instrument particulier, que l'auteur appelle : uréthrotome à pression continue, et qui agit à la façon de l'entérotome de Dupuytren dans l'opération de l'anus contre nature. On trouvera la description et une figure de cet instrument dans Churchill (*Traité des maladies des femmes*). Berger dans un cas analogue, a rétabli d'une façon beaucoup plus chirurgicale l'orifice profond de l'urèthre, en incisant au bistouri la cloison uréthrale, que faisait saillir un cathéter introduit dans l'urèthre, et en suturant l'une à l'autre les deux muqueuses uréthrale et vésicale (obs. XXXVII).

C. **Organes génitaux internes, profonds.** — On a vu consécutivement à des fistules vésico-vaginales, la muqueuse utérine s'infecter, et l'inflammation se propager aux trompes et aux ovaires (métrite ascendante et salpingo-ovarite).

Quand il y a des lésions graves, les replis péritonéaux antérieur et postérieur peuvent être en relation directe avec la fistule. Si la partie antérieure du col est fortement atteinte, la rétraction cicatricielle peut abaisser le péritoine, jusqu'au niveau de la lèvre supérieure d'une fistule juxta-cervicale. Il en est de même dans les cas de chute de la vessie, à travers la fistule ; le péritoine est entraîné, et descend jusqu'à la paroi antérieure du vagin, où la séreuse peut être atteinte quand on fait l'avivement. Hegar a observé une fois cette disposition.

CHAPITRE II

Méthode du dédoublement dans le traitement chirurgical des fistules vésico-vaginales.

Nous décrirons ici la technique du procédé telle que nous l'avons vu pratiquée par notre maître le Dr Quénu, et telle que Ricard l'a exposée au dernier Congrès français de chirurgie.

Le premier soin est de soigneusement préparer le champ opératoire ; la vessie et le vagin seront désinfectés à l'aide de lavages répétés avec des solutions de permanganate de potasse au 1/4000, de nitrate d'argent au 1/1000, ou d'oxycyanure de mercure à 1/1000.

La malade étant anesthésiée, est placée dans le décubitus dorsal, le bassin très relevé et presque vertical ; on abaisse le plancher pelvien au moyen d'une valve courte et de moyenne largeur.

1er Temps. — Avant de pratiquer l'avivement, l'on fixe les bords de la fistule par 2 pinces tire-balles placées aux deux extrémités opposées du grand diamètre de l'ouverture. Grâce à elles, on abaisse la fistule autant qu'il est possible ; très souvent, même dans les cas où l'on n'aurait osé l'espérer, on voit cet abaissement se produire et la fistule devenir accessible. Pour ne pas contrarier cet abaissement, il est indiqué de n'utiliser que de courtes valves vaginales ; les valves longues et larges en distendant la muqueuse du vagin, s'opposent à l'abaissement de la fistule.

Aussi opérant sur une région bien exposée, n'est-il besoin d'aucun instrument spécial, et nous avons vu nos maîtres délaisser le plus souvent l'arsenal compliqué que nécessitent les opérations au fond du vagin : des pinces, un bistouri, des ciseaux droits et courbes, une aiguille de Reverdin courbe, sont les seuls instruments nécessaires.

2e Temps. — Ce temps important caractérise la méthode. Au lieu d'aviver en surface, comme dans la méthode américaine, l'on dédouble largement la cloison vésico-vaginale. Pour cela, on pratique une incision à l'union même de la muqueuse vaginale avec la vésicale, sur tout le pourtour de l'orifice de la fistule.

Puis prenant solidement avec une pince à griffes, le milieu de la lèvre vaginale ainsi formée, on prolonge latéralement, des deux côtés, l'incision en pleine muqueuse vaginale, et facilement on dissèque cette muqueuse. On la sépare de la vessie, et on creuse ainsi, dédoublant la paroi dans une étendue de 1 à 3 centimètres suivant les cas.

La même manœuvre est répétée sur la lèvre opposée, et jalonnant de pinces les bords vaginaux ainsi libérés, on a sous les yeux un avivement en forme de cône, dont le sommet tronqué est l'orifice vésical, bordé d'une muqueuse relâchée, plissée, rendue flasque par la traction des lambeaux. Il ne faut pas craindre de faire un large avivement en disséquant le plus possible la paroi vésicale. Ce dédoublement crée deux lambeaux mobiles, faciles à affronter par leur surface cruentée. La paroi vésicale ainsi libérée est rendue flottante, et indépendante de la paroi vaginale.

3e Temps. — Sur la plaie vésicale, Quénu, place une rangée de sutures au catgut, en prenant bien garde toutefois que les fils restent sous-muqueux et ne pénètrent pas dans la vessie.

Ricard laisse la plaie vésicale se cicatriser spontanément, et ne place aucun fil, voulant éviter ainsi la formation de calculs secondaires dans la vessie.

Les lambeaux de muqueuse vaginale sont suturés avec des fils d'argent, ou des crins de Florence. Pour cela à l'aide de l'aiguille courbe de Reverdin on traverse les lambeaux à leur base, c'est-à-dire à l'angle formé par la limite du dédoublement. Après la torsion des fils on constate un bourrelet vaginal semblable à deux lèvres accolées et faisant une large saillie dans le vagin.

Tel est en peu de mots, le procédé du dédoublement, étudions-en les détails, tout en indiquant chemin faisant les préceptes généraux que doit suivre tout opérateur qui tente la cure d'une fistule vésico-vaginale.

1. Soins préliminaires. — Doit-on d'abord opérer tous les cas de fistules vésico-vaginales ? Le traitement opératoire expose à si peu de dangers, et seul donne de si bons résultats, qu'il ne peut guère y avoir de contre-indications ; sauf le cas où la perforation est due à une lésion cancéreuse. La guérison spontanée, à part les très petites fistules est exceptionnelle, et ne peut se produire qu'au début de leur formation, lorsque le travail de cicatrisation concentrique qui succède à la chute des eschares n'a pas encore épuisé son action. Nous avons observé dernièrement un cas de ce genre : une malade vient dans le service du Dr Quénu, en janvier 1897, pour se faire opérer d'une fistule vésico-vaginale, existant depuis 3 mois et due à un accouchement laborieux. Près du col utérin, l'on constate une fistule admettant un fort stylet, et laissant sourdre l'urine. La malade est hospitalisée ; 8 jours plus tard la fistule était guérie spontanément ; la malade ne perdait plus ses urines, et cet état satisfaisant s'est maintenu jusqu'à présent.

L'infirmité résultant de l'incontinence d'urine est si pénible, si douloureuse que le chirurgien est autorisé à intervenir quels que soient la situation, l'âge et la santé générale de la femme ; ces facteurs ont ici beaucoup moins d'importance que pour toutes les autres opérations. Simon, a opéré avec succès une enfant de 8 ans chez laquelle la fistule avait été provoquée par un gros calcul vésical ; une malade de Hegar était âgée de soixante ans et souffrait de sa fistule depuis 5 ans. Un bon état général est évidemment une condition de succès ; cependant Hegar n'a pas craint d'opérer une femme hémiplégique, ayant de la sclérose artérielle très prononcée. Malgré les résultats heureux de Watson et de Baker-Brown, il est plus prudent de ne pas intervenir au cours de la grossesse ; d'autres opérateurs, Schaz par exemple, ont eu en effet des accidents. On choisira de préférence, les jours qui suivent immédiatement les règles.

Pour les fistules consécutives aux accouchements, le moment le plus favorable à l'intervention, d'après Hegar et Kaltenbach est la 6e ou la 8e semaine après l'accouchement. A cette époque l'écoulement des lochies a disparu, les eschares sont complètement éliminées, les bords de la fistule sont très vasculaires et assez solides pour supporter la traction des fils à ligature.

En opérant plus tôt, l'on s'expose à voir la plaie s'infecter par les liquides septiques que donnent l'utérus et les eschares ; les tissus gorgés de sang saignent abondamment et sont trop friables. Mais si l'on attend trop longtemps, et Nélaton, Verneuil, Sims, attendaient le 6e, le 9e mois, les conditions sont encore plus défavorables ; les bords de la fistule sont rétractés, peu mobiles et scléreux.

On ne doit pas se hâter d'intervenir dans le cas de fistules causées par une opération chirurgicale, telle que l'hystérectomie vaginale. Bien entendu on devra suturer immédiatement les plaies vésicales constatées au cours de l'intervention ; mais souvent ces fistules ne sont reconnues que dans les jours suivants. Elles ont une tendance à la guérison spontanée, leur orifice se trouve fermé par le tissu cicatriciel qui se forme au fond du vagin, après l'élimination des eschares. Semblablement lorsqu'une première opération a échoué, il est bon de laisser écouler au moins 2 ou 3 mois avant d'en tenter une seconde dans de bonnes conditions.

Les fistules dues à l'ulcération produite par des calculs, ou un corps étranger, tel qu'un pessaire, devront au préalable être soigneusement désinfectées, l'ulcération guérie, sous peine d'insuccès certains.

Bozeman a eu le mérite de montrer tous les avantages que l'on peut retirer d'une préparation éloignée de la malade. Les chirurgiens aux prises avec les difficultés presque sans égales de l'opération des fistules vésico-vaginales, ont tout fait pour faciliter et améliorer leurs procédés d'avivement, de sutures, et ainsi préoccupés semblent avoir oublié que l'opération n'est quel'un des temps d'un traitement anaplastique. Pourtant jamais la préparation de l'opération n'a une importance plus grande que lorsqu'il s'agit d'anaplastie.

« L'on sait depuis longtemps que, dans les restaurations de la face, il serait superflu de chercher à combler les pertes de substance par le glissement, l'inflexion ou l'échange de lambeaux, si, au moment où ceux-ci vont être fixés dans leurs rapports nouveaux, leurs bords, sollicités par des brides inodulaires, avaient de la tendance à s'écarter et à tirer sur les sutures. De là, le précepte de ne passer les fils et de n'arrêter les sutures que lorsque les parties avivées et destinées à se réunir restent librement et sans effort en contact ; de là, la nécessité d'incisions libératrices, circonvoisines, de débridements et parfois même d'un traitement en quelque sorte orthopédique, de tractions répétées, de mouvements destinés à rendre aux parties la mobilité et la souplesse qu'elles avaient perdues » (1).

Certes le traitement préparatoire n'a jamais été complètement négligé, mais avant Bozeman on ne l'appréciait pas à sa juste valeur ; dans la pratique de ce chirurgien, la préparation est le temps le plus laborieux, le plus pénible, le plus long, mais le plus essentiel du traitement. Dans une récente communication à la Société de chirurgie le professeur Berger a insisté de nouveau sur l'importance de ce traitenent préparatoire, à propos d'un succès obtenu dans un cas difficile, grâce, dit-il, à l'application des préceptes de Bozeman. La préparation dura 3 mois chez cette malade, et ce ne fut qu'après avoir obtenu une dilatation complète du vagin au moyen des boules en aluminium de Bozeman, que Berger procéda à l'occlusion de la fistule.

La dilatation graduelle du vagin par l'emploi des boules dilatatrices et du tampon est l'acte préparatoire obligé de toute opération de fistule vésico-vaginale bien faite. Cette dilatation n'a pas pour but seulement de donner à l'opérateur ses coudées franches, c'est là le moindre de ses avantages ; elle amène le relâchement, la libération des bords de la perte de substance en faisant cesser la rétraction des adhérences cicatricielles qui les tirent en sens opposé. Ce traitement, mené avec une extrême prudence et la lenteur nécessaire, doit être conduit aussi loin que possible, jusqu'à ce que le doigt porté en tous sens, jusqu'à ce que le spé-

(1) Berger, *France médicale*, 1875.

culum bivalve introduit dans toutes les directions ne révèlent plus de bride faisant une saillie anormale dans la cavité vaginale.

Les brides cicatricielles qui résistent doivent être sectionnées avec prudence et en plein jour, surtout celles qui avoisinent le rectum et le cul-de-sac postérieur (1).

Ces manœuvres sont continuées jusqu'à ce que l'on obtienne la découverte facile de la fistule, la mobilisation de ses bords ; à force de patience, les résultats peuvent être extraordinaires.

Mais ce traitement préparatoire est long, pénible pour les malades. La dilatation est douloureuse ; les incisions, les dilacérations fatiguent les patientes, et ne sont pas exemptes de dangers. Dans un cas, Bozeman a vu la trompe venir faire prolapsus dans le vagin à travers une rupture du péritoine ; il réduisit l'organe procident, ferma le péritoine et la malade guérit. Ces actes préparatoires s'effectuent parfois dans un vagin encore mal aseptisé ; les incisions, les déchirures peuvent s'infecter et devenir le point de départ de complications ennuyeuses. Leur possibilité ne doit point faire rejeter une pratique que l'expérience clinique justifie, mais elle commande quelque réserve et beaucoup de ménagement dans son application.

Simon et ses élèves, préfèrent la dilatation extemporanée : ils font une série d'incisions au bistouri sur les brides et les parties fibreuses, et introduisent l'un après l'autre des spéculums de grandeur croissante. L'anesthésie locale à la cocaïne faciliterait beaucoup ces manœuvres.

Les complications de rétrécissement ou oblitération de l'urèthre nécessitent un traitement spécial ; avant d'aborder celui de la fistule elle-même, on devra d'abord rétablir la perméabilité de l'urèthre. Ainsi fit Berger, dans le cas que nous rapportons *in extenso* à cause de son intérêt (Obs. XXXVII) ; la fistule vésico-vaginale était compliquée d'oblitération cicatricielle de l'orifice vésical de l'urèthre ; dans une première intervention le chirurgien restaura cet orifice.

(1) Berger, Communic. *Soc. de chir.*, mars 1897.

Dans un cas de fistule vésico-vaginale compliquée d'altération de l'urètbre, Ott au contraire opéra en une seule séance et guérit les deux lésions (Obs. XXXVIII).

Si ces traitements préparatoires longs, difficiles, ne sont pas toujours nécessaires, par contre, le chirurgien dans tous les cas devra chercher à obtenir une asepsie aussi parfaite que possible du vagin ; c'est la condition essentielle du succès, et de nombreux opérateurs échouent faute d'y apporter tous leurs soins. Presque toujours l'incontinence d'urine provoque de l'érythème, des ulcérations du vagin ; la vessie est infectée par les sécrétions vaginale et utérine. On doit donc faire complètement disparaître avant l'opération plastique l'irritation du vagin et des parties voisines. Pour cela, on aura recours aux lotions, aux injections, aux bains ; la malade devra prendre les soins de propreté les plus minutieux. Les antiseptiques qui s'éliminent par l'urine : salol, borate de soude, seront prescrits à l'intérieur, et l'on pourra les jours précédents faire une série de nettoyages complets au savon de la vulve, du vagin, suivis d'une injection antiseptique et d'un tamponnement avec de la gaze iodoformée ou salolée.

Pour les lavages, on emploie de préférence le permanganate de potasse à 1/1000, le nitrate d'argent au 1/1000, l'oxycyanure de mercure à 1/1000. Le sublimé ainsi que l'acide phénique doivent être proscrits, car leur contact avec la muqueuse vésicale provoque une cystite très douloureuse. La malade est préparée comme d'habitude ; purgée la veille, le rectum lavé ; le jour de l'opération la vulve sera rasée, le champ opératoire savonné et largement irrigué.

2. **Technique opératoire.** — La question de l'anesthésie est jugée différemment suivant les auteurs ; l'anesthésie générale par le chloroforme est la plus généralement employée, car elle donne une tranquillité parfaite à l'opérateur, lui permet de distendre les parois vaginales relâchées, et de découvrir facilement la fistule.

Une malade du service de M. Monod à St-Antoine ne pouvait être examinée que sous chloroforme, le vagin était rétréci, très douloureux, la malade indocile. Cependant dans bien des cas, l'anesthésie est inutile, car l'opération est peu douloureuse par elle-même.

Szymanowsky par exemple, rapporte que certaines de ces opérées pouvaient elles-mêmes enfiler les aiguilles; les fistules petites, basses, faciles à aviver pourraient très bien être opérées à la cocaïne. Il est un autre motif qui plaide contre l'anesthésie; c'est la longue durée de l'opération. De plus, certains chirurgiens font prendre à leurs malades des situations qui peuvent gêner la respiration et rendre l'anesthésie dangereuse.

La position à donner à la femme peut varier en effet, suivant la profondeur de l'orifice (1). La position de choix dans la majorité des fistules vésico-vaginales est le décubitus latéral en semi-pronation, dite position de Sims. Cependant nous avons vu la plupart de nos maîtres, opérer même les fistules haut placées, en mettant leur opérée en position dorso-sacrée. Pour les fistules très élevées, la position génu-pectorale est préférable. Elle a l'inconvénient d'être pénible pour l'operée et de rendre l'anesthésie plus difficile, malgré l'emploi de tables spéciales, sur lesquelles Bozeman attache, et Neugebauer place les malades. On ne l'emploiera donc que pour des malades courageuses et voulant bien se passer de chloroforme.

L'avantage de cette position est de rendre la fistule très apparente; en effet, la pression abdominale étant abaissée; l'air se précipite dans le vagin dont il écarte les parois, la fistule devient visible tout en restant profondément placée, et il est souvent difficile de manœuvrer à une telle profondeur.

1er TEMPS. — *Découverte de la fistule.* — Afin de diminuer le nombre des aides, quelques opérateurs se sont servis de spéculums destinés à maintenir les parois du vagin écartées automatiquement. Bozeman le premier a fait construire un instrument de ce genre qui a servi de type à de nombreuses variétés.

(1) Le simple décubitus de la taille ne peut convenir que si la fistule est située fort bas, ou s'il y a en même temps prolapsus du vagin et de l'utérus. Ce décubitus est spécialement employé par les chirurgiens qui abaissent fortement la fistule (Dieffenbach, Backer-Brown).

L'appareil de Neugebauer est fixé sur le dos de la malade par des courroies. Des crochets munis de chainettes, auxquelles sont suspendus des poids, servent aussi à tendre les parties, sans le secours d'assistants. Simon abaissait le col de l'utérus à l'aide d'anses de fils, passés au travers des lèvres, qui prennent moins de place que des pinces. La plupart des chirurgiens, qui fixent le col, se servent de pinces de Museux ou de pinces tire-balles.

Tout le monde est d'accord pour reconnaître l'importance qu'il y a à abaisser autant que possible la fistule, pour bien mettre ses bords à découvert et rendre superficiel le champ opératoire. Mais les auteurs divergent d'opinions quand ils apprécient la facilité de cette manœuvre. D'après Berger, l'abaissement de la fistule est souvent impossible, ou du moins très incomplet, quand on est en présence de ces vagins cicatriciels et rétrécis pour lesquels le traitement de Bozeman par la dilatation préalable est absolument nécessaire et peut seul conduire à un bon résultat.

Ricard au contraire pense que l'abaissement est le plus souvent possible ; d'autant que l'on peut tirer avec une certaine force sur la fistule, dont les bords cicatriciels sont résistants. Lucas-Championnière est du même avis, et rappelait à la dernière discussion de la *Société de chirurgie*, sur les fistules vésico-vaginales, avoir vu Pawlick abaisser des fistules en employant sans inconvénient une vigueur qu'il n'aurait osé employer.

Corson (1) s'est servi d'un procédé ingénieux pour abaisser une petite fistule vésico-vaginale, située à égale distance du méat et du col, et ayant résisté à plusieurs opérations : il découpe une petite calotte de caoutchouc percée d'un trou, par ce trou passe la queue d'un bouton de bottine, dont la tête se trouve placée dans la calotte, dans cette queue de bouton passe un fil de soie solide. Il introduit dans la vessie, à travers la fistule, le bouton d'abord, puis la calotte de caoutchouc plissée pour en diminuer la surface. Tirant alors sur le fil de soie, il applique fortement son petit ap-

(1) Corson, *A suggestion in the operation for vesico-vaginal fistula*, p. 209, 1894.

pareil sur la face interne de la vessie, et abaisse la paroi vésico-vaginale. Les fils en place, il retire l'appareil en entier, ou par morceaux, en écartant les fils.

Pourtant certaines fistules ne peuvent être abaissées, et en particulier d'après Quénu et Lucas-Championnière celles qui succèdent à l'hystérectomie vaginale. Dans un cas de ce genre Quénu, ne pouvant attirer la fistule en bas, a été obligé de faire un immense avivement, de réséquer largement les blocs de tissu fibreux qui formaient le fond du vagin, et a obtenu ainsi un large entonnoir cruenté dont il put adosser les surfaces (obs. II). Ricard, d'après une communication orale, n'a pas éprouvé les mêmes difficultés à abaisser les fistules consécutives aux hystérectomies. Pour apprécier ces variations, il faudrait tenir compte des conditions qui favorisent la formation du tissu cicatriciel au fond du vagin après les hystérectomies, ainsi les fistules après hystérectomie pour suppurations pelviennes doivent être adhérentes, et au contraire faciles à abaisser, quand il s'agit d'hystérectomie pour cancers, ou corps fibreux. Les documents nous manquent pour trancher cette question ; dans nos observations II et III le vagin étant large et profond on n'eut pas besoin d'abaisser le champ opératoire.

2e Temps. — *Avivement de la fistule.* — Le dédoublement de la fistule vésico-vaginale donne une large surface d'avivement, sans aucune perte de substance, ce qui a son importance, car si l'opération échoue, la fistule n'est pas élargie et l'on a tout autant d'étoffe pour une nouvelle intervention. De plus les lambeaux avivés deviennent flottants et se laissent rapprocher avec facilité. Cette mobilisation est en effet une condition indispensable du succès.

On prâtiquera ce dédoublement soit aux ciseaux soit plus commodément au bistouri. L'hémorrhagie est rarement assez considérable pour gêner ce temps opératoire.

3e Temps. — *Suture.* — Les chirurgiens qui font l'avivement, en dédoublant la cloison vésico-vaginale, diffèrent de pratique quand il s'agit des sutures ; ni le nombre des plans de suture, ni la nature des fils employés ne sont les mêmes.

Ricard, nous l'avons vu, ne place aucun fil sur l'orifice de la paroi vésicale, laissant la cicatrisation se faire spontanément, sous la protection de la suture vaginale. Cette manière de faire, d'après lui, n'a aucun inconvénient et présente des avantages. D'abord l'opération est de moindre durée, car le passage des fils exige un certain temps, étant plus difficile pour les lèvres vésicales, que pour les vaginales. Cette considération a son importance quand il s'agit d'une opération de longue durée comme celle de la fistule vésico-vaginale ; pendant laquelle la malade est souvent anesthésiée dans une position dangereuse.

De plus les fils qui traversent la vessie provoquent autour d'eux un dépôt des sels de l'urine, et peuvent devenir ainsi le point de départ de calculs. Ces formations calculeuses se feront avec d'autant plus de facilité que les fils intra-vésicaux s'infectent facilement dans une vessie qui a communiqué avec le vagin. D'ailleurs les résultats opératoires sont là pour démontrer l'inutilité du plan vésical.

A l'inverse de Ricard, Quénu place sur la paroi vésicale un plan de sutures perdues au catgut, mais il a soin de ne pas faire pénétrer les fils dans la cavité vésicale, ceux-ci sont passés à la Lembert, et restent sous-muqueux.

Walchez et Fénomenoff regardent cette suture de la vessie, comme la partie la plus importante de l'opération.

Enfin tous les opérateurs font un second plan à points séparés sur les lèvres vaginales de l'avivement ; certains, comme Legueu, obs. III, ne font pas les deux plans de sutures dans le même sens ; l'un est dirigé transversalement l'autre dans le sens antéro-postérieur.

Assaki (*Annales génito-urinaires*, 1896, p. 1074) a opéré une malade en lui faisant une suture à trois étages : le premier sur la muqueuse vésicale à l'aide de 2 points le fermant hermétiquement ; le 2e sur les tissus sous-muqueux, à l'aide de 3 fils longitudinaux placés à la façon de Lembert-Lauestein ; le 3e enfin sur la muqueuse vaginale. Cette suture à plans multiples ne paraît pas avoir une importance capitale pour la réussite de l'intervention.

On a beaucoup discuté sur la nature du fil à employer, et en présence d'insuccès les chirurgiens ne manquent pas d'incriminer les fils dont ils se sont servis ; cette question du choix des fils n'a pas du tout l'importance qu'on lui a accordée. Lorsqu'il s'agit d'une plaie ordinaire, on peut se servir presque indifféremment du catgut, de soie, de crin de Florence, mais ici la suture est exposée dans une cavité mal close, au milieu de sécrétions vaginales et utérines, faciles à infecter.

Pour faire notre choix, examinons donc rapidement les fils le plus souvent employés.

A priori le catgut semblerait préférable aux autres, parce qu'étant résorbé par les tissus, on n'a pas besoin d'enlever les points de suture. Mais il est infidèle dans la durée de sa résorption ; on le conserva pour les sutures perdues et même beaucoup de chirurgiens le préfèrent aux fils d'argent pour les sutures superficielles.

La soie est trop facile à infecter ; grâce à la capillarité de son tissu, elle absorbe les liquides vaginaux ou vésicaux, les conduit dans le trajet qu'ils infectent. L'infection se propage, les fils coupent les tissus et les lèvres se désunissent.

Le crin de Florence serait bon, mais sa longueur est insuffisante et sa résistance laisse souvent à désirer ; il est de plus difficile à extraire, car il se cache dans les replis du vagin.

Pour toutes ces raisons ces fils sont peu employés, et on leur préfère les fils métalliques en argent. Les fils d'argent sont lisses, polis, inextensibles et imperméables, leur forme et leur volume sont constants, qualités que ne possèdent pas les ligatures organiques ; ils sont faciles à lier au fond d'une cavité. Le fil métallique a encore l'avantage, lorsqu'il s'est fait une section ou une altération partielle, de continuer grâce à sa rigidité, à maintenir rapprochées les parties non divisées, tandis que le fil organique se relâchant immédiatement dans toute son étendue, en vertu de sa souplesse, cesse de les soutenir convenablement et les laisse s'écarter. Mais ils ont le grand inconvénient de nécessiter une ablation souvent très difficile.

Le calibre du fil d'argent doit être assez fort, pour que par sa rigidité seule, il maintienne en contact les lèvres de l'avivement sans qu'on ait besoin de serrer trop chacun des points. S'il est nécessaire, dans l'intervalle de ceux-ci, on peut placer quelques points de suture au crin de Florence, pour réunir les lèvres de la plaie d'une façon plus complète. Une fois les fils passés, on les serre par torsion ; chaque chef est tordu à la main, ou avec un tord-fil, d'un nombre connu de tours, ce qui permet la détorsion plus facile lorsqu'il convient de les enlever.

L'opération terminée, il faut s'assurer de l'occlusion hermétique de la vessie : la muqueuse vaginale étant étalée au moyen d'une valve et séchée avec des tampons, on remplit la vessie d'eau boriquée, et on regarde si le liquide ne sourd pas à travers la suture. Si le liquide n'apparaît pas dans le vagin, la suture est bonne ; dans le cas contraire on place un fil pour fermer la brèche.

Le vagin étant bien asséché, on tamponne légèrement avec de la gaze iodoformée.

Une sonde à demeure est installée dans la vessie. Malgré tous les méfaits dont l'accuse Simon d'Heidelberg, on ne saurait contester au cathétérisme permanent l'avantage de soustraire la partie opérée au contact de l'urine, de prévenir la contraction et la dilatation de la vessie.

On peut se servir de la sonde de de Pezzer, ou de celle de Sims, qui a une forme sigmoïde et tient en place par le simple effet de sa courbure ; à l'extrémité de la sonde on adapte un tube en caoutchouc qui va plonger dans un urinal à moitié rempli d'eau boriquée. Grâce à cette disposition, l'urine est évacuée par le mécanisme du siphon et l'air ne pénètre pas dans la vessie.

3. Soins consécutifs et suites opératoires. — La malade gardera pendant tout le temps du traitement la position du décubitus dorsal avec les jambes soulevées par un coussin et rapprochées.

Les premières urines sont sanguinolentes, mais elles abandonnent bientôt cette couleur pour reprendre leur aspect normal.

Pendant les premiers jours, la vessie sera lavée deux à quatre fois dans les 24 heures avec une solution d'eau boriquée tiède.

Quand l'urine est claire, on fait moins souvent les lavages. Dans toutes ces injections, on aura toujours soin d'être très aseptique afin de se mettre à l'abri de tout accident.

De temps à autre on retire la sonde pour voir si elle ne s'incruste pas de sels calcaires. Dans le cas où il existerait des incrustations on les enlèverait ou on remplacerait l'instrument par un autre.

M. Ricard laisse la sonde en place pendant toute la durée de la cicatrisation et ne la supprime que deux jours après les fils.

Cette conduite n'est pas suivie par tous les chirurgiens qui, pour la plupart, enlèvent l'instrument après 48 heures et pratiquent, à partir de ce moment, le cathétérisme intermittent.

Ce n'est pourtant pas une chose indifférente que de maintenir pendant dix ou douze jours une sonde dans l'urèthre : elle peut provoquer des douleurs plus ou moins vives, irriter la vessie, augmenter le nervosisme de la malade. Mais à part ces accidents qui sont assez rares, la sonde à demeure a l'avantage d'écarter plusieurs causes de danger en assurant la vacuité de la vessie. Le cathétérisme intermittent qui lui est généralement préféré, présente des inconvénients. En le répétant toutes les deux ou trois heures on parvient à éviter une trop grande distension de la vessie pendant tout le temps du traitement. Mais il faut pour cela se trouver dans des conditions spéciales, avoir affaire à des personnes aisées, entourées d'aides intelligents et dévoués. Malheureusement ces conditions ne sont pas toujours réalisables. Or, comme il suffit d'un peu de négligence, d'oubli ou de maladresse dans l'exécution du cathétérisme pour faire perdre, en quelques instants, tout le bénéfice des soins déjà donnés, on comprend qu'il n'est pas prudent d'appliquer aux opérées une méthode qui n'offre pas toutes les garanties désirables.

La malade sera mise à la diète. Les premiers jours elle ne prendra que de l'eau de Vichy, puis on y ajoutera un peu de lait et on arrivera ensuite à une alimentation légère. Elle sera constipée au moyen des opiacés. La constipation aura pour effet d'immobiliser le rectum et la cloison recto-vaginale et de supprimer en même temps les efforts d'expulsion susceptibles de retentir sur la région opérée. Quelques praticiens prolongent la constipation jusqu'au 7e ou 8e jour, mais on la fait cesser généralement après le 4e jour.

On ne touchera pas au pansement avant le 9e ou 10e jour, à moins que la gaze ne soit souillée par l'urine qui passe quelquefois entre la sonde et les parois de l'urèthre.

Pour l'ablation des fils, on placera la malade sur la table à spéculum. Les mèches de gaze seront retirées avec précaution. On prendra ensuite le faisceau formé par les fils et on l'abaissera en masse.

Grâce à la large boucle formée par l'anse et facile à retrouver on pourra sectionner au bon endroit. Si l'on n'aperçoit pas l'anse, on détordra les fils du nombre de tours qu'on a fait lors de l'opération et on coupera l'un des chefs. Les fils seront enlevés avec soin sans tirailler la plaie. Le vagin sera irrigué avec une solution antiseptique, puis séché et tamponné à la gaze iodoformée.

On fera ensuite une injection d'eau boriquée tiède dans la vessie, on changera la sonde et replacera la malade dans son lit.

Le douzième jour, l'opérée pourra uriner seule, et deux ou trois jours après elle se lèvera.

CHAPITRE III

Les différentes méthodes du traitement chirurgical des fistules vésico-vaginales.

Dans l'immense majorité des cas, l'oblitération directe de la fistule est possible par le vagin, et nous venons de décrire le procédé qui nous a semblé donner les meilleurs résultats. Mais à côté de lui, certaines méthodes doivent être conservées, et trouvent leurs indications dans quelques cas spéciaux. De plus il est des cas où les opérations vaginales sont impossibles, et donnent des résultats imparfaits ; les chirurgiens ont cherché à tourner la difficulté en abordant la fistule par la voie sus-pubienne, après ouverture de la vessie, ou encore comme l'a fait Michaux, par la voie ischio-rectale.

Certaines fistules enfin, échappent à toute tentative d'oblitération directe, et les opérateurs aux abois n'ont rien trouvé de mieux pour ces cas malheureux que de fermer le vagin ou la vulve, au-dessous de la fistule.

En résumé dans toute fistule vésico-vaginale ou utérine on peut faire cesser l'incontinence :

1° En oblitérant directement la fistule soit :

a) Par voie vaginale.

b) Par voie sus-pubienne.

c) Par voie ischio-rectale.

2° En oblitérant au-dessous de la fistule, le canal génital dont on fait une dépendance du réservoir urinaire.

En suivant cet ordre nous décrirons, non pas toutes les opérations qui ont été proposées, mais celles qui sont de pratique courante, ou qui nous semblent à conseiller pour certains cas particuliers. Un rapide exposé des procédés dirigés contre les fistules vésico-cervicales terminera ce chapitre.

1° Oblitération directe de la fistule.

A. — Voie vaginale.

On peut grouper en 3 grandes classes les méthodes opératoires, qui empruntent le vagin comme voie d'accès aux fistules vésico-vaginales.

a) Les méthodes d'avivement, c'est la méthode américaine.

b) Les méthodes du dédoublement, que l'on peut considérer, comme étant la méthode française.

c) Les procédés autoplastiques.

d) Enfin nous décrirons en dernier lieu certains procédés tout à fait exceptionnels.

a) **Avivement. — Méthode américaine** (1). — La caractéristique des divers procédés est la manière de faire l'avivement, les autres détails sont souvent communs, c'est donc sur la façon de faire l'avivement que nous nous étendrons.

Procédé de Sims. — La malade est opérée dans le décubitus latéral.

La paroi postérieure du vagin est repoussée vers le sacrum à l'aide du spéculum de Sims. Ce spéculum bien connu, a l'avantage de distendre les parois du vagin en occupant peu de place. Lorsque le vagin est très large, la lumière diffuse suffit pour l'éclairer; mais, s'il y a quelque rétrécissement, Sims conseille de placer un miroir capable d'envoyer un rayon de soleil.

L'avivement des bords de la fistule se fait principalement avec les ciseaux courbes; Sims en avait de toutes les courbures. On tend à se servir plus généralement du bistouri.

« Lorsque la fistule est bien visible, que ses angles sont bien nets, voici la manière dont Sims pratiquait l'avivement : il fait sur un des points de la fistule une petite incision verticale qui intéresse jusqu'à la couche musculo-vasculaire; avec une érigne

(1) Churchill, *Traité des maladies des femmes*, 2e éd., 1874.

en forme de crochet, il saisit une des lèvres de cette petite incision, passe sous cette érigne des ciseaux courbes dont la convexité repose sur la base du pli et d'un coup de ciseaux il taille un lambeau à base adhérente, il détache alors le petit crochet, qui se trouve au sommet du lambeau, et vient le fixer à la base qu'il vient de former ; puis d'un nouveau coup de ciseaux, il continue à disséquer son lambeau et ainsi de suite jusqu'à ce qu'il arrive à un des angles de la fistule, ou il enlève totalement son lambeau, qui représente exactement le contour d'une des lèvres de la fistule : en opérant de la même manière sur l'autre lèvre, l'avivement se trouve complet » (Churchill, *loc. cit.*).

Si l'on avive au bistouri, l'instrument tenu obliquement est enfoncé à une distance de 6 à 8 millimètres des bords de l'orifice, de telle sorte que sa pointe perfore les tissus, à l'union des muqueuses vaginale et vésicale et dépasse largement les tissus cicatriciels qui seront excisés. On taille ainsi une véritable collerette annulaire autour de la fistule, et on achève de la détacher avec des ciseaux.

Dans l'avivement, Marion Sims, ne touche jamais à la muqueuse de la vessie qui saigne beaucoup ; il n'enlève qu'un lambeau du vagin et donne de cette manière, un aspect d'entonnoir à la fistule, mais d'un entonnoir très évasé, en surface. Si l'on a soin d'intéresser le moins possible la muqueuse vésicale, on évitera les hémorrhagies en nappe, si la plaie saigne, la suture est le meilleur moyen hémostatique.

Sims pour faire cette suture, emploie les fils d'argent et au lieu de traverser complètement la cloison vésico-vaginale et de faire sortir les fils dans la vessie, il ne leur fait traverser que la moitié de l'épaisseur de cette cloison, et les fait sortir au milieu de la surface saignante. L'instrumentation de Sims pour faire la suture est très compliquée, on peut aussi bien la faire soit avec l'aiguille de Reverdin, ou de fines aiguilles plates de Hagedorn, montées sur un porte-aiguille.

Pour fixer les sutures, Sims tord les fils d'argent de la manière suivante : il saisit de la main droite le fil d'argent et le passe dans la cannelure du fulcrum qu'il tient de la main gauche. Ce fulcrum, qui n'est autre chose qu'une petite sonde cannelée montée sur une tige un peu forte, est amené jusqu'au contact de la plaie, puis Sims opère une légère traction sur les fils d'argent, qui, par une traction réfléchie sur la cannelure du fulcrum, rapprochent exactement les lèvres de la fistule. Lorsque ce rapprochement est obtenu d'une façon bien exacte, Sims saisit les deux fils, rassemblés dans la cannelure du fulcrum, avec une pince à mors plats et coudés, les coupe au delà de la pince, puis fait exécuter à l'instrument une dizaine de tours de rotation en tirant toujours sur les fils, jusqu'à ce que la torsion arrive au niveau du support ; la suture est alors achevée, pour un fil ; il ne reste plus qu'à opérer de même pour chacun des autres. Les fils sont placés à 5 ou 6 millimètres les uns des autres, et particulièrement nombreux au niveau des angles de la plaie, pour éviter les encoches qui pourraient laisser suinter l'urine. Avant de retirer le fulcrum, il convient de prendre le fil avec la pince et de le recourber suivant la direction du vagin, pour que son extrémité ne blesse pas la paroi vaginale postérieure.

On installe ensuite la sonde sigmoïde, inventée par Sims, et qui tient automatiquement en place.

Procédé de Bozeman. — Le procédé que Bozeman a fait connaître en 1858 est le même que celui de Sims ; seulement il est moins parfait ; aussi ne ferons-nous qu'exposer les points qui le font varier.

Bozeman plaçait ses malades dans la position génu-pectorale, ce qui donne une grande aisance à l'opérateur. Son spéculum ne rend pas les mêmes services que celui de Sims, parce qu'il ne présente pas de courbure et que sa tige est à angle droit avec la gouttière.

L'avivement était fait comme celui de Sims, mais à l'aide du bistouri. De plus, Bozeman conseille d'aviver toute l'épaisseur du bord de la fistule, en y comprenant la muqueuse vésicale comme la muqueuse vaginale. La suture qu'employait Bozeman était spéciale, *c'est la suture en boutons.* Après avoir uni la suture, non pas au moyen du fulcrum, mais en passant les deux bouts de fil d'argent dans un ajusteur, qui consiste en une petite plaque ronde percée d'un trou, Bozeman prenait une plaque de plomb de la longueur de la fistule et de 1 centimètre de largeur ; puis il pratiquait sur cette plaque des trous éloignés l'un de l'autre comme les points de suture. Lorsque cette plaque était préparée, Bozeman passait chacun des fils dans un des trous de la plaque, pressait sur la plaque à diverses reprises pour la mouler exactement ; puis il passait chaque paire de fils dans des petits anneaux de plomb, qu'il glissait jusqu'au contact de la plaque, et qu'il maintenait en les écrasant avec un davier.

Le grand avantage de cette plaque était de parfaitement protéger les parties de l'action des liquides du vagin et d'immobiliser assez bien les tissus : mais elle avait l'inconvénient d'être assez longue à préparer, et surtout d'opérer des tiraillements de côté sur les fils, si les trous de la plaque ne correspondaient pas exactement aux points de suture. La suture en bouton est abandonnée aujourd'hui, on lui préfère avec raison des sutures plus simples à exécuter.

Procédé de Simon. — A côté de la méthode américaine, nous devons mentionner celle de Simon. Ce dernier faisait coucher la malade sur le dos, et relevait fortement le sacrum. Dans cette position, qu'il appelle *sacro-dorsale*, le sacrum est plus élevé que l'abdomen et la poitrine, les cuisses sont rabattues du côté de l'abdomen et des parties latérales du thorax.

Pour mettre à jour la fistule, Simon se guide d'après sa profondeur, et d'après l'état de solidité de l'utérus ; si la fistule est très profonde avec un utérus mobile, il attire comme Jobert le col à la vulve ; mais au lieu de se servir de pinces de Museux, il passe dans le col deux anses de fil qui lui servent à maintenir l'utérus. Mais si la fistule est peu profonde, et l'utérus fixé, Simon emploie le spéculum en gouttière de Sims.

L'avivement a la forme d'un cône dont la base correspond au vagin, et le sommet à la vesssie. Les surfaces rafraîchies mesurent 6 à 8 millimètres. Dans cet avivement appelé avivement en entonnoir profond, Simon intéresse la muqueuse vésicale.

Le procédé de Simon, qui a été décrit sous le nom de *méthode allemande*, ne présente rien de nouveau dans la position des malades ni dans la manière de mettre la fistule à découvert, ni dans l'avivement. C'est la combinaison du procédé américain avec celui de Jobert. Simon après avoir avivé toute l'épaisseur de la cloison comme le faisait Jobert, pratique un avivement superficiel de la muqueuse vaginale ; mais la réunion des bords rafraîchis est tout à fait différente.

Les fils employés sont des fils de soie très fins, et la suture se fait sur deux rangées : la suture de détension ou de soutènement qui saisit les bords de loin et les rapproche, la suture de réunion qui assure la coaptation exacte des surfaces. Simon rejette l'emploi de la sonde à demeure, qui cause quelquefois des accidents. Ce chirurgien a eu de forts beaux résultats avec son procédé.

b) **Dédoublement. — Méthode française.** — Nous ne reviendrons pas sur le procédé du dédoublement que nous venons d'exposer en détails ; mais à propos de lui nous voulons rappeler les diverses méthodes analogues, dans lesquelles le dédoublement de la cloison vésico-vaginale est le temps essentiel de l'opération. En effet, nous l'avons vu, le dédoublement a été préconisé depuis longtemps par Dieffenbach et Gerdy, qui les premiers ont eu le mérite de s'en servir et d'en régler l'exécution.

Mais la plupart des opérateurs que nous citerons ne se contentaient pas de dédoubler la cloison, ce temps opératoire était précédé d'un avivement de la fistule selon la méthode américaine ; il y a donc une différence sérieuse entre leurs procédés et le dédoublement tel qu'on le pratique aujourd'hui.

C'est en 1836, que Dieffenbach pratiqua pour la première fois son opération. Il s'agissait d'une femme de 28 ans, présentant entre la vessie et le vagin, une large communication consécutive à un accouchement laborieux. La patiente fut placée dans la position de la taille, et la fistule mise à découvert à l'aide du spéculum de Ricord. On abaissa ensuite les parois vaginales. Des pinces furent fixées au pourtour de l'orifice et confiées à un aide. Dieffenbach rafraîchit alors les bords de l'ouverture en y coupant une bande de tissu d'une ligne d'épaisseur et comprenant les muqueuses des deux organes. Ceci fait, il sépara la lèvre vaginale de la lèvre vésicale sur une étendue de deux lignes : « ce qui donna une surface de réunion d'une à deux lignes ». Sept points de suture comprenant les parois vésicale et vaginale furent appliqués dans un ordre régulier. On installa ensuite une sonde à demeure dans la vessie.

L'opération ne fut suivie d'aucun accident. Après le sixième jour tous les fils furent enlevés, et tous les points de la fistule étaient fermés. La guérison paraissait complète. Cependant, à un examen minutieux au spéculum, on s'aperçut que, par un point de suture, il s'échappait de temps en temps quelques gouttes d'urine, Dieffenbach essaya, mais sans y parvenir, de faire disparaître ce point par la cautérisation.

Il crut alors nécessaire d'opérer ce petit pertuis comme la fistule primitive. Il ne fit qu'un point de suture. Tout alla bien pendant les trois premiers jours qui suivirent l'opération ; mais le cinquième jour, quand on enleva le fil, l'urine recommença à sourdre.

Dix jours après nouvelle tentative : « cette fois l'opération fut couronnée d'un succès complet ». Quand on ôta les sutures, le cinquième jour, l'orifice fistuleux était fermé de toutes parts. La femme fut ainsi radicalement guérie de son infirmité, et depuis, l'excrétion de l'urine s'accomplit normalement.

Cette opération fut reprise en 1839, par Hayward de Boston qui s'inspira des préceptes de Dieffenbach. La patiente, âgée de 31 ans, avait une fistule qui remontait à 15 ans et qui avait été produite par un accouchement laborieux (le travail avait duré trois jours). L'emploi de la cautérisation et de la sonde à demeure n'avait produit aucune amélioration. L'ouverture admettait à peine le bout du doigt et ses bords étaient comme cartilagineux.

Hayward fit l'ablation de toute la circonférence de la perforation et sépara ensuite la paroi vaginale de la paroi vésicale, sur tout le pourtour de l'orifice et dans une étendue de trois lignes environ. Il respecta la vessie dans sa suture.

Les fils étaient introduits à un tiers de pouce du bord avivé et traversaient la paroi du vagin et le tissu cellulaire sous-jacent, pour sortir à une distance environ égale sur l'autre lèvre. Un court cathéter métallique fut placé dans la vessie. Pas de suites opératoires.

Le dix-septième jour après l'opération la plaie était entièrement guérie et paraissait solide.

Hayward traita quatre malades d'après cette méthode, et obtint deux guérisons.

En France, c'est Gerdy le premier qui eut l'idée de tailler des lambeaux pour fermer les fistules vésico-vaginales. Mais cette idée lui appartenait, elle ne lui avait été suggérée ni par les travaux de Dieffenbach, ni par ceux d'Hayward ; il pratiqua son opération sans savoir qu'il avait été devancé dans cette voie par des chirurgiens étrangers. Le succès qu'il obtint par cette méthode est relaté dans la *Revue industrielle* de 1841 qui s'exprime ainsi :

« Un succès assez satisfaisant,quoiqu'incomplet, obtenu récemment par M. Gerdy doit cependant encourager les opérateurs à tenter quelque chose pour débarrasser les femmes d'une aussi dégoûtante infirmité. Ce professeur ayant remarqué que les érignes de M. Lallemand, qui réunissent les lèvres de la solution de continuité, mettaient en contact des surfaces trop étroites et trop facilement séparées par les infiltrations urineuses, imagina de disséquer dans le vagin la muqueuse de ce conduit de chaque côté de l'ouverture fistuleuse, puis de rapprocher, en les faisant saillir du côté de ce canal, les deux lèvres ainsi formées. Une suture enchevillée maintint le contact. Dans cette opération il y a adossement des deux portions de muqueuse vaginale disséquées, et leur réunion forcée par une suture amène nécessairement aussi l'adossement des lèvres apposées de la muqueuse vésicale ; ainsi à la place des bords étroits de l'orifice fistuleux se trouvent de *larges surfaces* en contact immédiat. L'emploi de ce nouveau procédé, bien qu'entravé, dans le cas où il a été employé, par une hémorrhagie assez abondante et par des efforts continuels d'expulsion, a cependant amené une réunion presque complète ; et là où il existait une ouverture de plus de quelques lignes de largeur on ne voit plus que deux pertuis imperceptibles laissant encore passer de l'urine, mais dont la guérison sera sans doute facilement obtenue. Ce procédé sera-t-il appelé à remplacer les autres ? On peut l'espérer. »

Quelques années plus tard, Alph. Robert essaya de traiter un malade par ce procédé, mais il échoua complètement.

En 1861, Collis de Dublin perfectionna cette méthode qui lui procura des résultats dont il n'eut qu'à se louer.

Il divise son opération en deux temps : la formation des lambeaux et la suture. Les limites de la dissection sont réglées par la grandeur de l'ouverture et par l'état des bords : si les bords sont peu vivaces ou très minces, la séparation sera poussée aussi loin que possible, s'ils sont bien nourris une petite dissection suffira.

La suture est faite avec du fil végétal.

Les fils sont noués de chaque côté de la plaie sur un bout de sonde de caoutchouc. Collis recommande de ne pas les serrer trop fortement, de crainte de produire du sphacèle.

Sur 10 malades qu'il a traitées, il a obtenu 4 guérisons et 6 améliorations considérables. Dans ces derniers cas, la fistule était réduite à la dimension d'un trou d'épingle ou d'une petite fente.

Il a opéré aussi d'après la méthode de Bozeman qui lui a donné de moins bons résultats que la sienne. Aussi, après avoir énuméré tous les avantages du procédé à lambeaux, conclut-il à sa supériorité sur le procédé américain.

En 1864, Duboué (de Pau), combina le procédé du dédoublement avec le procédé américain. Les lambeaux s'étendaient d'une extrémité de la fistule à l'autre et étaient séparés jusqu'à la ligne qui correspond à la limite de la surface d'avivement dans le procédé américain.

Il abrasait ensuite la muqueuse vaginale de chaque côté de l'orifice, comme dans ce dernier procédé. Ces avivements latéraux étaient destinés à prévenir la formation de pertuis aux extrémités de la ligne d'adhésion.

Quand on rapproche les lambeaux, les tissus sous-jacents au premier lambeau viennent s'appliquer sur les tissus correspondant au second et forment un bourrelet du côté de la muqueuse vésicale. De chaque côté de la perforation, la moitié supérieure de la surface cruentée vient sur la moitié inférieure correspondante.

Suivant les circonstances, la forme des lambeaux variera afin d'augmenter les chances de vitalité. Ainsi, il y aura avantage dans le cas d'une fistule de petite dimension à leur donner la forme de deux triangles opposés par le sommet, au lieu de les faire quadrilatères.

Les fils qui sont en métal, traversent les lambeaux à l'angle de réunion qu'ils font avec les tissus avivés, et leurs points d'entrée et de sortie se trouvent à quelques millimètres de la base de ces lambeaux. Les sutures sont fixées à des boutons en buis, de forme semi-ovoïde, percés de deux trous allant de la surface plane à la surface convexe. Les fils sont tordus deux à deux ou trois à trois, sur chaque bouton, des deux côtés de la plaie. Les boutons reposent sur la muqueuse vaginale par leur surface convexe et non par leur surface plane, car dans ce dernier cas leur circonférence agirait sur les tissus tiraillés à la façon d'une arête tranchante (1).

D'après l'auteur, les fils qu'il emploie n'exposent pas à la mortification, ce qui permet de les laisser en place jusqu'à la solide adhésion des surfaces. Il ne les enlève que le 18e ou le 20e jour.

Les boutons ont l'inconvénient de produire des ulcérations plus ou moins profondes. Mais ces ulcérations ne sauraient compromettre le succès de l'opération, car, si une adhésion prompte et solide s'établit, il n'y a pas de raison pour qu'elles s'étendent ; si une tension trop forte s'exerce sur la suture, les fils, en se redressant, couperont les lambeaux de la base au sommet, et les boutons se porteront de plus en plus vers l'extrémité de ces derniers, c'est-à-dire du côté de la muqueuse vaginale.

(1) De nombreuses figures dans le mémoire de Duboué rendent très facile à comprendre la description des différents temps de l'opération.

Sur trois femmes traitées d'après cette méthode, Duboué obtint deux guérisons d'emblée et une amélioration.

Des deux malades guéries, la première avait déjà subi trois fois l'opération de Sims.

La troisième malade fut opérée deux fois : après la première intervention, diminution de moitié de l'ouverture ; après la deuxième, nouvelle amélioration, mais persistance d'un petit pertuis.

Ce qui fait deux succès complets pour quatre opérations, tandis que la méthode américaine ne lui avait donné que deux succès pour six opérations exécutées sur quatre femmes.

Abandonnée depuis, cette méthode a été de nos jours remise en honneur par MM. Walcher, Sanger, Fritsch, Mackenrodt en Allemagne, par M. Fénoménoff en Russie.

A l'exemple d'Hayward, M. Walcher enlève d'abord tout le tissu cicatriciel en ménageant le plus possible la muqueuse saine, puis il dédouble les lèvres de l'orifice. Il se propose, de cette façon, de rendre aux parties leur mobilité et de favoriser la réunion par première intention.

Les lambeaux vésicaux sont réunis avec du catgut, et ceux du vagin avec de la soie.

Sa première opération remonte à 1884 ; elle fut exécutée sur une femme qui avait une fistule de la grandeur d'une pièce de 5 marks, et qui avait déjà été opérée trois fois. La guérison fut obtenue du premier coup.

Depuis, il a répété cinq fois cette opération, avec le même succès.

Dans un article du *Centralblatt für Gyn.* de 1888, M. Fristch dit qu'il opère toujours les fistules vésico-vaginales en formant des lambeaux.

Il fait d'abord, de chaque côté de la fistule, et sur une même ligne, une incision plus ou moins grande dans la paroi vaginale. Il détache ensuite les lambeaux, et ne les affronte qu'avec un petit nombre de points de suture.

Lorsque les tissus présentent des adhérences avec les os, il avive une des lèvres de l'orifice et taille sur l'autre un lambeau mobile ou qu'on peut rendre tel.

En Russie, le procédé du dédoublement est préconisé par M. Fénoménoff.

Après avoir rafraîchi les bords de l'ouverture il fait, dans la paroi vaginale, une incision passant par le grand axe de la fistule, et dont la longueur et la profondeur varient suivant les circonstances. Puis il dissèque les lèvres de l'incision dans une certaine étendue, et en ayant soin de leur donner une épaisseur suffisante.

Lorsque, par la situation de l'orifice, le dédoublement ne peut être mené à bonne fin, M. Fénoménoff conseille de pratiquer sur la lèvre supérieure une seconde incision perpendiculaire à la première et passant vers son milieu, de façon à obtenir de ce côté deux lambeaux. Quelquefois, dans les cas difficiles, il forme un lambeau quadrilatère supérieur, en faisant, à chaque extrémité de l'incision horizontale, une incision verticale.

L'ouverture est fermée par deux séries de points de suture : l'une vésicale, l'autre vaginale ; pour la première, le chirurgien russe se sert de catgut, pour la seconde il emploie indifféremment le catgut, la soie ou les fils métalliques. Les fils de suture des lambeaux vésicaux passent dans leur épaisseur mais sans traverser la muqueuse vésicale. L'inobservation de cette règle peut occasionner un échec.

M. Fénoménoff attache plus d'importance à la suture vésicale qu'à la suture vaginale, car il a souvent vu les fils de cette dernière tomber sans compromettre la réussite de l'opération. Aussi avant de réunir les parties vaginales, s'assure-t-il de l'occlusion complète de la vessie en remplissant cet organe de liquide (1).

c) **Autoplastie.** — En 1834, Jobert publia sous le nom d'*élytroplastie*, un procédé de cure opératoire des fistules vésico-vaginales, consistant à fermer la perte de substance, à l'aide d'un lambeau de peau taillé sur la fesse et attiré dans le vagin pour être suturé aux bords de la fistule. Velpeau, Leroy d'Etiolles mo-

(1) Cet exposé des variantes du procédé de dédoublement est tiré de la thèse d'Hoareau, Paris, 1896.

difièrent ce procédé, ou en inventèrent d'analogues mais tous sont abandonnés aujourd'hui à cause de la difficulté de leur exécution et du peu de vitalité qu'ont les lambeaux ainsi taillés ; quelques-unes de ces opérations ne sont même que des travaux d'amphithéâtre et n'ont jamais été pratiquées sur le vivant.

Procédé de Jobert. — En 1847, Jobert donna un nouveau procédé opératoire appuyé sur de nombreuses observations suivies de succès et bien réglé dans ses divers temps, c'est *l'autoplastie vaginale par glissement.*

Jobert regardant comme cause de non-réussite le tiraillement opéré sur les bords de la fistule, y a remédié en incisant le vagin à son insertion sur le col de l'utérus ; de cette manière le vagin, qui est séparé de la vessie par un tissu cellulaire lâche, glisse sur cet organe et les lèvres de la plaie se rapprochent sans difficulté. A ce temps particulier, Jobert joignait des incisions libératrices, toutes les fois qu'il existait une trop grande tension.

Lorsque Jobert fit connaître son procédé, ce ne fut pas l'incision du vagin au niveau du col de l'utérus qui attira vivement l'attention ; ce furent les règles positives données par Jobert, sur la manière d'examiner les malades, de mettre la fistule à jour, sur l'abaissement du col de l'utérus facilitant l'opération, sur la manière d'aviver les bords, sur le passage des points de suture, leur nombre, la manière de les serrer sur l'application d'un tampon, sur la sonde à demeure qui firent que d'un simple procédé on créa une méthode désignée à juste titre sous le nom de méthode de Jobert.

Mais de cette méthode nous ne voulons retenir ici que l'incision du cul-de-sac antérieur sur le col utérin, permettant le glissement en avant de la paroi postérieure de la vessie sur l'utérus, grâce au tissu celluleux lâche qui unit ces deux organes, et son rapprochement de la lèvre antérieure de la perte de substance. Divers chirurgiens ont cru inventer à nouveau le vieux procédé de Jobert, ainsi Bruny dans un travail récent, écrit sous l'inspiration de Condamin sur la colpotomie antérieure comme opération préalable à la restauration des grandes fistules vésico-vaginales, ne fait qu'exposer à nouveau la technique de l'incision de Jobert.

Voici comment Bruny décrit le manuel opératoire d'après les recherches qu'il a faites sur le cadavre :

1er Temps. — *Incision.* — La lèvre antérieure du col est saisie avec une pince tire-balles, et abaissée autant que possible, de façon à bien étaler le cul-de-sac antérieur.

La région étant bien tendue, l'incision est faite de la manière suivante : au bistouri, le chirurgien fait une incision transversale exactement au niveau de l'insertion du vagin sur le col de l'utérus et lui donne une longueur de 3 centimètres environ. Elle ne comprend que la paroi vaginale ; c'est en somme une ouverture pareille à celle que l'on fait dans le premier temps de l'hystérectomie vaginale.

2e Temps. — *Décollement de la vessie et de l'utérus.* — La lèvre antérieure de l'incision transversale est saisie avec une pince et attirée en haut, de manière à faire bâiller l'ouverture et à écarter le plus possible la vessie du col. Un coup de ciseaux sur les angles latéraux agrandit l'incision si elle paraît insuffisante. On procède alors au décollement.

Le doigt est le seul instrument à employer, avec prudence on décolle la vessie de l'utérus ; cette manœuvre est d'ordinaire facile. Il faut s'appliquer à faire le décollement le plus large possible sur les côtés, de manière à libérer la vessie de toutes ses attaches à l'utérus et à obtenir ainsi une mobilité complète de la paroi vésicale.

A mesure que le décollement avance, on tâche de refouler la vessie en haut derrière le pubis.

Bientôt on aperçoit le cul-de-sac vésico-utérin, c'est là seulement que l'on doit s'arrêter dans la séparation de la vessie de l'utérus.

3e Temps. — *Attraction de la paroi vésicale postérieure.* — Après cette manœuvre, la paroi vésicale devient très mobile, flasque, et il est très facile de l'abaisser, de l'amener, si cela est utile jusqu'à l'orifice vulvaire.

A l'aide de deux pinces, saisissant cette paroi qui constitue la lèvre postérieure de la fistule, l'opérateur l'attire donc à lui, de façon à permettre aisément le rapprochement des bords fistulaires. Ce rapprochement doit se faire sans difficulté, sans tension exagérée des tissus ; dans le cas contraire le décollement est insuffisant ; il faut absolument obtenir une libération telle de la paroi postérieure de la vessie, qu'elle vienne sans tiraillement fermer l'orifice fistulaire. Il reste alors à pratiquer l'avivement des bords de la fistule et à les suturer.

4e Temps. — *Avivement et suture.* — Ce temps n'a rien de spécial, on le fait soit par la méthode de Simon, à base étroite, soit par le procédé de Sims à large base, sans toucher à la muqueuse vésicale, soit par le procédé du dédoublement.

Kelly a obtenu un beau succès, avec une opération du même genre ; voici les temps principaux de son procédé, dont on pourra lire les détails ainsi que les réflexions qu'il inspire à son auteur (Kelly, obs. XIV).

1° Une incision en croissant sépare du vagin, la paroi postérieure de la vessie. Cette incision porte sur 3/4 postérieurs du pourtour de la fistule.

La vessie est décollée de l'utérus jusqu'au péritoine à l'aide du doigt.

2° Le tiers antérieur de la fistule qui restait est ensuite avivé au niveau de sa face vaginale jusqu'aux muqueuses vésicale et uréthrale.

3° La paroi postérieure de la vessie mobilisée et libérée de ses adhérences, fut facilement abaissée et suturée à la lèvre antérieure avivée de la fistule.

Cette suture eut un point particulier : les orifices des uretères étaient visibles sur la tranche de la lèvre postérieure et avaient été repérés à l'aide de cathéters, le chirurgien eut soin de rebrousser à l'intérieur de la nouvelle vessie, cette tranche avec ses orifices urétéraux, et de ne pas la comprendre dans l'épaisseur de la suture.

Procédé de Quénu. — Tous ces auteurs ont cherché simplement à mobiliser la paroi postérieure de la vessie, de façon à en faire un voile mobile, capable d'être tiré sous la fistule ; et aucun ne s'est servi de l'utérus pour fermer la fistule. Par contre, Jobert avait utilisé le glissement de l'utérus pour combler la perte de substance dans le cas de fistules vésico-cervicales, ou de fistules vésico-vaginales haut placées ; mais ce glissement n'est pas toujours réalisable ; et dans deux cas, notre maître M. Quénu, se trouvant en présence d'utérus non abaissables avec fistule juxta-cervicale, a opéré suivant la technique que voici :

1° *Avivement des bords de la fistule et taille d'un lambeau aux dépens du col utérin.*

Le col utérin est saisi avec des pinces, et abaissé autant que possible ; une incision transversale est faite dans le cul-de-sac antérieur pour mobiliser la lèvre postérieure de la fistule.

La fistule elle-même est avivée par la méthode du dédoublement, la paroi vésicale est séparée et soigneusement décollée du vagin. Une seconde incision est alors faite transversalement dans la lèvre antérieure du col, de façon à tailler un lambeau, dont la face tournée vers la fistule est avivée.

2° *Suture de la paroi vésicale et fermeture de la fistule à l'aide du lambeau.*

La paroi vésicale est fermée par une suture au catgut ; les fils cheminent sous la face profonde de la muqueuse, et l'on évite avec soin leur pénétration dans la vessie.

La vessie ainsi fermée, est refoulée pour permettre le 2e plan de suture.

Celui-ci unit le lambeau taillé dans le col, aux bords antérieurs et latéraux de la fistule ; de cette façon toute la face avivée du lambeau comble la perte de substance de la muqueuse vaginale et s'accole à la paroi vésicale suturée.

Le reste du col utérin peut alors être légèrement abaissé, en effet l'incision faite dans le col pour la taille du lambeau, s'entr'ouvre en forme de >, et permet de venir suturer le col à la muqueuse vaginale qui borde en avant la fistule. Ces deux derniers plans de suture sont faits à la soie.

Dans les deux cas, le résultat opératoire fut excellent (obs. XII et XIII).

Procédé de Mackenrodt.— Ce chirurgien, utilisant l'expérience qu'il avait acquise en pratiquant la vagino-fixation, préconise le manuel opératoire suivant pour traiter certaines fistules vésico-vaginales :

Le col utérin est fixé avec des pinces, et abaissé autant que possible. Une incision médiane est faite sur la paroi vaginale antérieure, depuis la saillie de la colonne antérieure du vagin, jusqu'à un centimètre et demi environ de l'orifice externe. Cette incision rencontre la perte de substance vésico-vaginale. On sépare avec soin la vessie du vagin, de chaque côté de l'incision médiane. Ce décollement est continué tout autour de la fistule, on a ainsi une paroi vésicale absolument libre, séparée de toutes ses adhérences avec la paroi vaginale, aussi bien au niveau des bords de la fistule que tout autour de celle-ci.

De plus, la cloison vésico-utérine est dédoublée avec le doigt, on décolle la vessie de la face antérieure de l'utérus après incision du cul-de-sac antérieur. Du fait de cette dissection très étendue, la vessie est isolée, séparée du vagin sur une large surface, et de l'utérus sur une étendue moindre.

On avive alors les bords de la fistule, qui devenus très mobiles peuvent être rapprochés et suturés. Si les lambeaux vaginaux se réunissent facilement, on les suture l'un à l'autre. Si au contraire la réunion ne peut se faire, on attire la paroi antérieure de l'utérus entre les lèvres de la plaie vaginale et on suture chaque lambeau vaginal à l'utérus qui sert à combler la perte de substance. La fistule impossible à fermer par le rapprochement de ses bords est ainsi bouchée par l'utérus.

Ce procédé a encore l'avantage d'empêcher la formation d'une rétroflexion de l'utérus, comme on l'observe parfois à la suite d'interventions vaginales pour les fistules urinaires, car il raccourcit singulièrement la paroi antérieure du vagin.

Mackenrodt a ainsi opéré avec succès deux fistules.

Procédé de Freund. — En présence de fistules vésico-vaginales très complexes, avec de grands délabrements, des pertes de substance très étendues, l'utérus étant fixé, impossible à abaisser,

Freund a dans deux cas été obligé d'avoir recours à l'opération suivante :

Après avoir essayé en vain d'abaisser l'utérus, pour réparer la fistule avec le col de cet organe, Freund incisa le cul-de-sac postérieur. Par cette voie il alla saisir le fond du corps utérin, le fit basculer en arrière et en bas, de façon à renverser complètement la matrice.

La face postérieure de l'utérus, vint ainsi s'appliquer contre la perte de substance de la cloison vésico-vaginale où elle fut suturée, après avivement préalable des bords de l'utérus et de ceux de la fistule.

Pour permettre aux règles de s'écouler, Freund fendit le fond de l'utérus.

Le résultat obtenu fut très satisfaisant ; la fistule fut oblitérée, la vessie garda l'urine et le sang menstruel passa facilement par l'ouverture faite au fond de l'utérus.

Dans les deux cas de Freund, résumés obs. XV et XVI, le col utérin était complètement déformé, oblitéré par du tissu cicatriciel, en effet pour le chirurgien de Strasbourg, on n'est autorisé à sacrifier l'utérus, que lorsque celui-ci est déjà supprimé comme organe gestateur. L'impossibilité d'abaisser le col utérin, constitue la deuxième indication de son procédé.

d) **Autres procédés.** — *Lannelongue* a proposé et exécuté un procédé de traitement des fistules vésico-vaginales, lorsqu'il existe une hernie de la paroi vésicale à travers l'ouverture de la fistule. Ce prolapsus qui se rencontre assez fréquemment et qui est dû au refoulement de la paroi postérieure de la vessie par les viscères abdominaux, est plus ou moins considérable, suivant que la fistule est large ou étroite.

Si l'on réduit le prolapsus après avoir placé la malade dans le décubitus génu-pectoral, on peut reconnaître que l'on a bien devant soi la paroi postérieure de la vessie, et qu'au niveau de la lèvre postérieure de la fistule cette paroi se continue avec cette lèvre dont elle forme le plan antérieur ou vertical. C'est en se servant de ce prolapsus que Lannelongue a pu remédier à une destruction complète de toute la cloison vésico-vaginale (V. obs. XXI).

Dudley de Chicago, a réussi à fermer une large fistule, à l'aide d'une opération qui ressemble beaucoup à celle de Lannelongue. Dans ce cas, un large avivement en fer à cheval fut fait sur la partie postérieure de la muqueuse vésicale. Cette partie avivée de la face utérine de la vessie, fut fixée à la partie antérieure de la fistule, qui fut ainsi oblitérée. Ce procédé a l'inconvénient de diminuer la capacité de la vessie, puisqu'une partie de la paroi postérieure sert de surface d'avivement et d'étoffe pour les sutures. Cependant la malade de Dudley conserva une vessie assez spacieuse et fonctionnant bien.

Ferguson a décrit dans *American journal of Obstetrics*, avril 1895, un procédé que l'on peut employer dans certains cas. Martin de Berlin avait déjà exécuté et recommandé cette méthode, c'est d'ailleurs une application du procédé de Volkman pour l'ectopie de la vessie.

La malade est placée dans la position de la lithotomie. La paroi antérieure du vagin est bien exposée, et tendue à l'aide de 3 à 4 pinces. Une incision faite sur la muqueuse vaginale circonscrit l'orifice de la fistule, en se tenant à une distance de ses bords plus grande que la moitié du diamètre transverse de l'orifice. Plus rapprochée des bords de la fistule, l'incision limiterait un lambeau qui deviendrait trop petit par suite de la rétraction des tissus, il faut tailler trop large pour avoir assez. Ce lambeau de muqueuse vaginale est ensuite disséqué, jusqu'à ce que l'on arrive près des bords de la fistule, puis renversé en dedans, de façon à venir obturer la perte de substance.

La surface vaginale du lambeau est ainsi tournée du côté de la cavité vésicale, tandis que la surface cruentée est orientée du côté du vagin. Cette surface cruentée est souvent très étendue, une partie appartient au lambeau, l'autre au vagin aux dépens duquel le lambeau a été disséqué.

Les bords du lambeau sont ensuite affrontés avec du catgut, et les 2 surfaces cruentées sont adossées et suturées par une suture continue au catgut, comme dans l'opération de la colporrhaphie antérieure.

S'il est nécessaire, les incisions latérales recommandées dans cette dernière opération, peuvent être faites pour mobiliser le lambeau de muqueuse vaginale et permettre l'affrontement des bords de la plaie avec le minimum de tension.

Si les surfaces cruentées sont trop grandes pour pouvoir être affrontées, les bords vaginaux de la plaie sont abandonnés à la réunion par seconde intention et se couvrent de bourgeons charnus.

Dans ce procédé, la surface vaginale du lambeau est tournée vers la cavité vésicale et devient la face interne de la base de la vessie restaurée.

Dans la première des opérations d'occlusion subie par la malade de Berger (obs. XXXVII) ce chirurgien s'est servi comme Ferguson, de la collerette muqueuse constituée par la dissection du pourtour de la fistule, pour la refouler du côté de la vessie, l'y fixer par une suture en bourse, et pour former ainsi un premier plan de réunion, une sorte de bouchon recouvrant la suture des lèvres et la fistule et la protégeant contre le contact de l'urine.

Ce détail opératoire avait donné à Berger, un assez bon résultat, dans un cas antérieur. Mais dans le cas actuel, la saillie des parties molles refoulées dans la cavité vésicale y détermina une sorte de fongus, dont la présence donna lieu à des complications : urines purulentes, hématuries. L'examen cystocopique chez cette opérée, démontra en effet la présence d'un gros bourgeon charnu, de coloration foncée à la partie inférieure de la cicatrice. Instruit par l'expérience, Berger se déclare adversaire de ce sous-procédé.

B. — Voie ischio-rectale.

Au 6e congrès français de chirurgie, Michaux a proposé une nouvelle voie, pour aller opérer les fistules vésico-vaginales, inabordables par les voies naturelles. Ces fistules haut placées, inabordables par le vagin n'étaient justiciables que de l'occlusion vaginale, la méthode ischio-rectale permettrait dans certains cas du moins d'aller les aviver, et les suturer directement.

Cette voie n'avait été utilisée par aucun chirurgien, avant Michaux, pour accéder aux fistules vésico-vaginales.

Les avantages de la voie ischio-rectale, n'ont cependant pas passé complètement inaperçus : Hegar le premier, a utilisé cette voie pour les abcès pelviens extra-péritonéaux développés dans le tissu cellulaire péri-utérin, et montré que dans certains cas, cette voie périnéale pouvait rendre des services au même titre que l'incision abdominale para-péritonéale au niveau du ligament de Poupart.

Sanger a perfectionné cette incision en l'agrandissant, sa périnéotomie verticale consiste en une incision à côté de la ligne médiane, allant du 1/3 postérieur de la grande lèvre à 2 centimètres en dehors de l'anus entre cet orifice et l'ischion ; elle permet de pénétrer, en l'incisant, au-dessus du releveur de l'anus.

C'est cette voie que Michaux a utilisée pour aborder le col de l'utérus et la région vésico-vaginale voisine.

a) Considérations anatomiques sur la voie ischio-rectale. — Le procédé est basé sur des considérations anatomiques que nous donnons d'après la communication de Michaux.

On appelle *fosse ischio-rectale* l'espace cellulo-graisseux compris entre la face inférieure du muscle releveur de l'anus en haut et en dedans, la partie inférieure du petit bassin en dehors et le plancher périnéal en bas et en arrière. Cette loge graisseuse a la forme d'une sorte de bonnet de police dont la corne postérieure se prolonge en arrière sous les insertions postérieures du releveur, tandis que la corne antérieure se dirige en avant au-dessus des branches osseuses de l'arcade ischio-pubienne.

La base de cette loge graisseuse occupe les parties latérales de la région périnéale postérieure ; elle est limitée en arrière par le bord postérieur du muscle grand fessier, en avant par le muscle transverse superficiel du périnée, en dehors par la tubérosité de l'ischion et sa branche ascendante.

La paroi interne du creux ischio-rectal est particulièrement intéressante et peu décrite : elle est formée en bas par la face externe du rectum et du vagin accolés l'un au devant de l'autre, et plus haut par le muscle releveur de l'anus lui-même, dont les fibres inférieures, dirigées pour ainsi dire d'avant en arrière, viennent croiser perpendiculairement les deux conduits que nous venons d'indiquer. On se fait difficilement une idée de l'obliquité postérieure de ces deux conduits, obliquité telle que la partie supérieure ou juxta-cervicale du vagin se trouve correspondre sensiblement (la femme étant couchée sur le côté, les cuisses fléchies) à un plan vertical passant par les tubérosités ischiatiques et l'orifice anal. Cette disposition est extrêmement avantageuse, puisque cette portion de la fosse ischio-rectale est la partie la plus largement ouverte, chez la femme surtout, en raison de l'écartement des tubérosités ischiatiques.

Dans toute cette région, on ne risque de blesser aucun organe important ; il n'y a d'autres vaisseaux que les vaisseaux hémorroïdaux inférieurs, branches détachées de l'artère honteuse interne, laquelle est située profondément contre la paroi osseuse du bassin, dans la loge même de l'obturateur interne ; le nerf hémorroïdal ou anal, branche du plexus sacré, accompagne ces vaisseaux. Tout ce paquet vasculo-nerveux, qu'il est peut-être utile de ménager pour conserver l'intégrité fonctionnelle du sphincter anal, se trouve d'ailleurs situé notablement en arrière et n'occupe que la partie tout à fait postérieure de l'incision que nous recommanderons tout à l'heure.

La région médiane de la fosse est purement graisseuse ; cette graisse est facile à décoller des conduits qu'elle entoure et il n'y a aucun inconvénient à craindre de la section des fibres antéro-postérieures du muscle releveur de l'anus qui forme à la partie supérieure du vagin une sorte de second constricteur, plus ou moins développé suivant les sujets.

b) Règles opératoires du traitement des fistules vésico-vaginales par la voie ischio-rectale. — Il est entendu tout d'abord qu'il ne s'agit que des fistules haut situées, inaccessibles par les voies naturelles. Les indications opératoires ont été posées d'après les préceptes donnés plus haut.

1° *Position de la malade.* — La malade est couchée sur le côté, le siège débordant légèrement le bord de la table à opération, les deux cuisses fléchies au delà de l'angle droit sur le corps, la cuisse supérieure un peu plus fléchie que l'inférieure ; un aide les maintient dans cette position ; le tronc et la tête sont inclinés en avant ; le chloroformisateur, placé du même côté que les cuisses, surveille facilement l'action de l'anesthésique.

Le choix du côté à opérer n'est pas indifférent ; si la fistule siège à droite, on opérera à gauche, et inversement, si la fistule est plutôt située à gauche.

1er Temps. — *Incision périnéale.* — Parallèlement au sillon interfessier et à un gros travers de pouce au-dessus de ce sillon, conduisez une incision de 10 centimètres environ, commençant en arrière à peu près au niveau de l'anus et finissant en avant, à peu près au croisement de la grande lèvre correspondante et de l'arcade osseuse ischio-pubienne.

Il est inutile de prolonger l'incision plus en arrière ou en avant ; en arrière, on se rapproche trop du rectum : en avant, on tombe dans les plexus veineux du col de la vessie et des corps caverneux de la femme.

Cette incision vous conduit dans la graisse ischio-rectale facile à décoller et ne rencontre aucun organe important, sinon, dans la partie postérieure, les vaisseaux et nerfs hémorroïdaux inférieurs qu'il importe de respecter, pour être sûr de ménager les fonctions du sphincter. — Cette remarque, peut-être un peu théorique, nous paraît cependant avoir son importance et cette conservation ne gêne en rien l'opération.

Le tissu cellulaire sous-cutané une fois divisé, on décolle avec les doigts la graisse ischio-rectale que l'on refoule en haut et que l'on maintient facilement avec un large écarteur.

La graisse refoulée, vous avez sous les yeux au fond de l'incision la partie supérieure de la face latérale du vagin recouverte supérieurement par les fibres du releveur de l'anus ; rien de plus facile alors, en combinant le toucher vaginal au toucher ischio-rectal, que de s'assurer des rapports de la face latérale du vagin avec votre incision, et cette exploration doit être faite avec soin pour permettre de savoir où est le col de l'utérus et le milieu de la face latérale du conduit vaginal où doit porter l'incision du vagin.

2e Temps. — *Incision vaginale.* — La situation du vagin bien reconnue, le fond de ce conduit bourré de gaze iodoformée ou soulevé par les doigts introduits dans le vagin, on procède à l'incision de la paroi vaginale dans une étendue de 6 à 8 centimètres. Il est bon de ponctionner d'abord au bistouri à 3 ou 4 centimètres du col ; on agrandit ensuite avec les ciseaux l'incision vers le col de l'utérus d'une part, et vers l'orifice vulvaire de l'autre.

Il importe seulement beaucoup que cette incision soit faite exactement sur la ligne médiane de la face latérale, afin d'avoir deux volets égaux, que l'on saisit à l'aide de longues pinces à forcipressure, qui servent à maintenir, largement béante, la *fenêtre vaginale.*

Cette boutonnière vaginale supérieure sera plus ou moins grande suivant les circonstances ; avec les dimensions que je viens de donner, on a généralement un jour bien suffisant pour manœuvrer sans difficultés.

Mais dans un cas très difficile, rien n'empêcherait de prolonger jusqu'à la vulve l'incision vaginale pour avoir sous les yeux toute la cavité du vagin et toute la face postérieure de la vessie.

Cette modification opératoire mériterait à elle seule de longs développements en raison de son importance et du jour qu'elle donnerait dans un vagin rétréci par des brides cicatricielles, et adhérant aux portions osseuses voisines.

Les vaisseaux de cette région seront facilement fermés par des pinces à forcipressure ; la division de la grande lèvre ne doit avoir aucun inconvénient.

Au cas particulier, Michaux s'est contenté de la boutonnière vaginale supérieure, *cette simple fenêtre vaginale donne à l'opérateur un jour et une vue véritablement surprenante sur le col de l'utérus, la région juxta-cervicale et toute la partie supérieure de la paroi vésico-vaginale, particulièrement du côté opposé à la voie ischio-rectale suivie.*

3e Temps. — *Avivement de la fistule.* — Une pince à abaisser l'utérus saisit le col et l'attire, pour ainsi dire, hors du vagin, ainsi que toute la région juxta-cervicale de la paroi vésico-vaginale où se trouve la fistule à aviver.

Je ne puis qu'insister sur les commodités que donne cette attraction du col et de la région fistuleuse.

L'avivement s'exécute comme dans l'opération ordinaire, on libère la fistule de ses adhérences osseuses, pourvu bien entendu qu'elles ne soient pas trop considérables, et avec le bistouri et les ciseaux on avive largement et facilement la fistule.

4e Temps. — *Suture de la fistule.* — Suivant les procédés classiques.

5e Temps. — *Suture du vagin.* — La fistule suturée, on procède à la fermeture de la fenêtre vaginale ouverte.

Cette suture peut être faite à la soie ou au catgut, à points séparés ou en surjet. Il me semble préférable et plus rapide de faire avec l'aiguille courbe de Reverdin une suture en surjet, et plutôt au catgut qu'à la soie, pour qu'on n'ait plus à s'en occuper et que la portion vaginale des fils disparaisse d'elle-même. Je ne puis dire qu'une chose, c'est que chez ma malade, l'incision vaginale ainsi suturée s'est réunie merveilleusement par première intention en quatre ou cinq jours.

6e Temps. — *Suture de la fosse ischio-rectale et du périnée.* — Le vagin une fois refermé, pour plus de sûreté, j'ai mis dans la fosse ischio-rectale une petite mèche de gaze iodoformée que j'ai enlevée au bout de quarante-huit heures, et j'ai refermé la fosse ischio-rectale et l'incision périnéale à l'aide de points superficiels et profonds au crin de Florence.

Michaux n'a eu qu'une fois l'occasion de fermer une fistule vésico-vaginale dans le cas résumé dans l'observation XXXVI.

C. — Voie sus-pubienne.

Cette voie permet d'aborder les fistules urinaires, soit en ouvrant simplement la vessie, par une taille hypogastrique, sans pénétrer dans la cavité péritonéale, soit par une véritable laparotomie.

a) De la suture intra-vésicale avec taille hypogastrique préala-

BLE (*opération de Trendelenburg*) DANS LE TRAITEMENT DES FISTULES VÉSICO-VAGINALES. — La difficulté, la complexité des opérations tentées contre les fistules vésico-vaginales, non abordables par le vagin, et d'autre part les progrès de la taille hypogastrique, la sécurité avec laquelle on la pratique aujourd'hui devaient donner l'idée d'aborder la fistule par l'intérieur de la vessie pour en faire l'avivement et la suture.

C'est Trendelenburg qui mit le premier cette idée en pratique en 1889. Sa première opération fut un insuccès, mais cet échec ne le découragea pas.

Persuadé que cet insuccès n'était dû qu'à l'imperfection de son manuel opératoire, il s'attacha à le corriger ; et quatre ans plus tard il publiait deux nouvelles observations, dont les résultats peuvent être considérés comme heureux, malgré quelques desiderata.

Pourtant avant lui l'idée de se frayer un passage à travers la vessie ouverte par-dessus le pubis, pour aborder les fistules inopérables par le vagin, avait déjà été nettement formulée dans l'article Fistules urinaires du *Dictionnaire encyclopédique* rédigé par Eug. Monod. Cet auteur s'explique en effet ainsi : « Il y aurait un dernier moyen d'atteindre directement une fistule vésico-utérine, ce serait de l'aborder par la voie vésicale à l'aide de la taille hypogastrique. L'idée qui en a déjà été émise pour les fistules vésico-intestinales reste encore dans le domaine théorique ; mais elle paraît être de tous points rationnelle. Peut-être un avenir prochain se chargera-t-il de démontrer que non seulement elle est praticable, mais qu'elle contient en germe le traitement de choix pour un groupe important de fistules urinaires. »

Trendelenburg a été suivi dans la voie tracée par lui par Baumm, Bardenhauer, Léopold, Vallas, Latouche, pour les fistules vésico-utérines. Bardenhauer, Mac Gill, Emmet, Pousson, Duplay, Clado, pour les fistules vésico-vaginales ; de sorte qu'à l'heure actuelle, il existe un certain nombre d'observations qui permettent de donner une appréciation sur la méthode et de juger ses résultats.

Le manuel opératoire de cette intervention est maintenant parfaitement réglé grâce aux travaux de ces chirurgiens, et clairement exposé dans les thèses de Teynac (1) et de Michaud (2).

Après les précautions d'usage : bain purgatif, antisepsie de la région abdominale, de la vulve, du vagin, la malade est anesthésiée et placée dans la position de Trendelenburg, on commence par laver la vessie avec de l'eau boriquée.

L'opération comprend trois temps :

1er Temps. — *Incision de la paroi abdominale et ouverture de la vessie.* — L'incision a été faite différemment suivant les chirurgiens. Les uns, et c'est ainsi que se sont comportés Trendelenburg et Baumm, ont incisé les tissus transversalement, c'est-à-dire parallèlement au pubis. Léopold chez sa malade a ajouté à cette incision parallèle au pubis une incision perpendiculaire suivant la ligne blanche de manière à former un T.

Les autres avec Duplay et Pousson, Latouche, Vallas, se contentent d'une taille verticale commune, quitte à faire de légers débridements latéraux si cette incision ne donne pas suffisamment de jour ; on pourrait d'ailleurs dans ces cas extrêmes recourir à une symphyséotomie.

M. Teynac a fait une très judicieuse critique des diverses incisions employées, et voici les conclusions auxquelles il arrive :

« Il est bien vrai qu'une incision transversale, comme l'affirme Mac Gill, donne plus de jour dans la vessie. Nos recherches expérimentales nous ont montré aussi qu'avec une pareille incision, les manœuvres intra-vésicales étaient plus faciles et plus commodes.

Mais par contre, l'incision transversale outre qu'elle facilite plus tard la production de hernies ou d'éventrations, a le grand tort de sectionner les muscles droits et, pour cette raison, de retarder la réunion de la plaie dont les lèvres, surtout la supérieure, d'abord tiraillées en sens inverse, se rétractent chacune de leur

(1) Teynac, th. de Bordeaux, 1894.
(2) Michaud, th. de Lyon, 1896.

côté, et compromettent plus ou moins, par la suite, les fonctions inhérentes à la continuité musculaire.

D'un autre côté, il est facile de concevoir les avantages que pourra donner l'incision longitudinale par le seul fait qu'elle laisse les droits intacts ou pour le moins très partiellement divisés. Lorsqu'on voudra drainer la vessie par la voie hypogastrique, les muscles droits seront capables de former une sorte de sphincter autour du tube de drainage, prévenant ainsi l'écoulement en nappe de l'urine entre la plaie et le drain.

Si ne drainant pas la vessie, on veut pratiquer une suture immédiate, la juxtaposition, l'affrontement des lèvres de la plaie seront plus faciles, les efforts de vomissements provoqués par l'agent anesthésique auront une influence moins fâcheuse sur l'état des sutures, et, la malade revenue dans son lit, il deviendra moins indispensable de l'attacher pour prévenir tout mouvement du tronc. »

La section des divers plans de la paroi abdominale terminée, la vessie apparait en général immédiatement et la ponction ne présente pas de difficultés.

Mais l'espace prévésical ouvert, il ne pourrait être difficile de reconnaître la paroi de la vessie et de relever le cul-de-sac péritonéal. Pour éviter tout accident, on peut, comme l'a indiqué Léopold, introduire un cathéter dans la cavité vésicale et ouvrir la vessie en se guidant sur la sonde.

Pousson, dans le cas qu'il a publié, ne se servit pas de sonde. Mais il introduisit l'extrémité du doigt à travers le vagin et la fistule jusque dans la vessie et souleva ainsi la paroi antérieure de cet organe.

Duplay, pour arriver à ce résultat, place dans le rectum un ballon de Petersen qui est modérément distendu.

Teynac recommande aussi le ballon de Petersen, mais le met dans le vagin.

Latouche (1) conseille d'enlever le ballon de Petersen mis dans

(1) LATOUCHE. Communication inédite à la *Soc. de chirurgie* (1897).

le vagin, aussitôt que la vessie est ouverte, si l'on opère une fistule vésico-utérine, parce que le ballon fait bomber la partie vaginale de la vessie, rejette en arrière et cache la portion utérine où siège la fistule.

En procédant méthodiquement, en relevant soigneusement le cul-de-sac péritonéal avec la pulpe de l'index introduit dans la plaie, on peut toujours arriver à découvrir la face antérieure de la vessie et à l'inciser sans dangers; c'est d'ailleurs la pratique recommandée par Poncet de Lyon.

Dans les cas de fistules vésico-vaginales, les difficultés sont peut-être augmentées par ce fait que la distension préalable de la vessie est gênée par la présence de l'ouverture fistuleuse; mais il suffit d'un peu d'attention pour mener à bonne fin ce temps de l'opération.

La vessie ponctionnée, l'ouverture sera agrandie au moyen d'un coup de ciseau, et l'intérieur de cet organe apparaîtra à l'opérateur.

Un détail sur lequel nous insistons, c'est l'importance d'un bon éclairage; le chirurgien doit voir avec facilité le champ opératoire. Nous avons vu que certains pour se donner du jour pratiquaient une incision transversale, mais cette incision a de graves inconvénients.

Deux larges valves « valves de Bazy » permettront dans le plus grand nombre des cas de se rendre un compte exact de l'intérieur de la cavité vésicale. On peut aussi passer 2 fils de soie à travers les lèvres de la plaie vésicale, et faire tendre ou écarter par un aide chacune de ces lèvres ou les deux, de façon à découvrir une partie ou la totalité du champ opératoire (1).

En tout cas, si l'on a besoin d'un éclairage parfait, pour se livrer aux manœuvres plus ou moins compliquées d'avivement et de suture, la lampe électrique sera d'un grand secours.

Une autre difficulté, que l'on peut tourner, est due à la profon-

(1) Latouche (V. obs. XXII) préfère prendre avec une pince en T à longs mors, de chaque côté de la section vésicale, une longue bande de tissu, qui permet une traction solide de la vessie au dehors.

deur à laquelle est situé le champ opératoire et au défaut de tension de la base de la vessie. Le moyen le plus simple et le plus pratique est de faire refouler cette paroi vésicale par le doigt d'un aide introduit dans le vagin, ou par le tamponnement de cette cavité.

2e TEMPS. — *Avivement et sutures.* — L'avivement se pratique suivant les règles ordinaires et ne présente rien de particulier à noter. On peut se borner à exciser au bistouri, ou avec des ciseaux courbes, les bords de la fistule. Mais il vaut mieux, comme l'a fait Duplay, Obs. XXXV, à l'aide d'une longue pince à dents de souris et d'un bistouri courbé sur le plat, *décoller* la muqueuse vésicale et la séparer de la paroi vaginale. On ne peut objecter à ce *modus faciendi* que sa difficulté d'exécution, car il est certain que ce dédoublement de la cloison suivi d'une suture à deux étages donne plus de sécurité. Nous ne croyons pas avec Teynac que ce dédoublement puisse permettre à l'urine filtrant le long des sutures intra-vésicales, de venir s'accumuler dans l'espace virtuel créé par le clivement de la cloison vésico-vaginale. Les surfaces cruentées ne tardent pas en effet à adhérer, et d'ailleurs rien n'empêche de les associer par quelques points de suture. Nous pensons au contraire qu'il y a grand intérêt à séparer, à décoller la vessie du vagin et à suturer isolément la paroi vésicale d'une part, celle du vagin de l'autre.

Lorsqu'on lit les opérations des fistules urinaires traitées par la taille hypogastrique, on est frappé de la diversité des manuels opératoires indiqués pour la suture. Chacun des opérateurs l'exécute d'une façon particulière avec des matériaux variables. Nous renvoyons à la lecture des observations, pour la description de chacun de ces modes de suture ; ils ont été employés à cause des difficultés rencontrées au cours de l'intervention, difficultés qui ne permettent pas d'établir de règles fixes applicables à tous les cas. Certains d'ailleurs, comme ceux de Trendelenburg, Baumm, Pousson, Mac Gill, supposent la possibilité de manœuvres par le vagin, ce qui est l'exception dans les fistules que l'on opère par la voie sus-pubienne.

Cependant, d'une façon générale, on peut dire que : la suture intra-vésicale devra être à deux étages, l'un inférieur sur la paroi vaginale, l'autre supérieur sur la muqueuse vésicale. La direction à donner aux sutures n'est pas indifférente ; Duplay, Vallas ont fait une *suture longitudinale* ; Teynac, d'après ses expériences sur le cadavre, conseille la *suture transversale*, comme plus facile à exécuter, et exposant moins à la blessure du cul-de-sac vésico-utérin. Ces sutures doivent être faites à l'aide d'aiguilles à grande courbure ; à notre avis l'emploi de l'aiguille à staphylorraphie de Trélat, ou d'une aiguille de courbure analogue rendrait cette suture beaucoup plus facile à exécuter. Pour faire ces sutures l'on s'est servi de catgut, de soie, de crin de Florence, de fil d'argent. Le catgut nous paraît être la substance de choix pour les sutures intra-vésicales ; il se résorbe avant que les calculs n'aient le temps de se former et se laisse moins imprégner par l'urine que la soie.

La soie ne se résorbe pas, et devient une véritable amorce à calculs, à moins qu'une circonstance heureuse ne lui permette de s'éliminer avec les urines par l'urèthre ; de plus elle laisse filtrer l'urine.

Le fil d'argent ne peut être employé que pour le plan vaginal, dans les cas exceptionnels où l'accès du vagin est assez libre pour que l'on puisse enlever les fils par cette voie, une fois la réunion de la plaie obtenue.

3e Temps. — *Fermeture partielle et drainage de la vessie.* — Pour le bon succès de l'intervention, il faut drainer la vessie, tout le monde est d'accord sur ce point. En effet si le libre écoulement de l'urine n'était pas assuré, la vessie serait bientôt distendue ; les sutures relâchées permettraient l'infiltration de l'urine dans les espaces celluleux péri-vésicaux. Mais les avis diffèrent sur la façon d'assurer le drainage vésical : les uns préconisent la suture immédiate et totale de la plaie vésicale, avec l'emploi d'une sonde à demeure ; les autres, et c'est la majorité des chirurgiens qui ont traité des fistules urinaires par la voie sus-pubienne (Trendelenburg, Baumm, Vallas, Mac Gill, Pousson), condamnant l'emploi de la sonde à demeure, veulent que l'on profite de la plaie vésicale pour drainer largement.

Avec Teynac, nous pouvons résumer ainsi le parallèle entre les deux méthodes. « La suture immédiate et totale de la plaie vésicale sus-pubienne, combinée à l'emploi de la sonde à demeure offre les avantages d'une réunion possible par première intention, d'une guérison plus prompte de la fistule en même temps qu'elle n'expose l'opérée qu'aux dangers d'une seule intervention.

La suture partielle de cette plaie avec drainage hypogastrique permet un drainage plus parfait de la cavité vésicale, une surveillance plus active des complications post-opératoires, une guérison peut-être plus lente, mais plus sûre, enfin elle expose bien moins l'opérée à tous les accidents inflammatoires des voies urinaires qui résultent souvent de l'emploi de la sonde à demeure. » Cependant nous hésitons à donner la préférence au drainage hypogastrique, et nous pensons qu'il faut le réserver à des cas assez rares où le chirurgien en présence de faits et de circonstances qu'il lui appartiendra d'apprécier, sera seul juge dans la question et aura à se prononcer en faveur de l'une ou de l'autre méthode.

Pour faire ce drainage, on se servira soit d'un simple drain en caoutchouc, soit des tubes Guyon-Périer, accolés. Cette précaution prise, les lèvres de l'ouverture vésicale seront suturées ; les muscles droits et la ligne blanche seront réunis et les téguments affrontés.

Les drains ont été laissés en place de 4 à 8 jours.

b) De la laparotomie dans le traitement des fistules vésico-vaginales. — Bardenheuer et Dittel ont fait plus ; ces chirurgiens ont traité et guéri des fistules urinaires en intervenant à l'aide d'une laparotomie.

Bardenheüer n'ouvre pas cependant le péritoine. Après incision de la paroi abdominale sur la ligne médiane, l'opérateur arrive au péritoine, le refoule et décolle ainsi tout le feuillet péritonéal qui recouvre la face postérieure de la vessie jusqu'au cul-de-sac vésico-utérin.

La cloison vésico-vaginale est également dédoublée jusqu'au delà de la fistule et la fistule suturée avec soin.

L'opération reste ainsi tout entière extra-péritonéale. D'après les recherches de Bardenheüer sur le cadavre, la séparation du péritoine vésical de cet organe est très facile; ses deux interventions sur le vivant ont été deux succès.

Dittel fait à l'opération de Bardenheüer le reproche de créer autour de la vessie, entre elle et le péritoine, une cavité, un vaste décollement où peuvent s'accumuler de la sérosité, du sang ou de l'urine. Aussi préfère-t-il faire une véritable laparotomie. Le péritoine ouvert, rien n'est plus facile que de mettre à découvert et bien en vue le cul-de-sac vésico-utérin, en refoulant l'utérus en arrière, la vessie en avant. Ce cul-de-sac est franchement incisé transversalement dans toute son étendue et l'on tombe sur le tissu cellulaire lâche qui unit le fond de la vessie à la paroi antérieure du col utérin. Avec les doigts, et grâce à la laxité de ce tissu cellulaire, on sépare ces deux organes. Cette dissection est poursuivie à travers la cloison vésico-vaginale et dépasse la fistule. Sur le cadavre, et dans des cas favorables, Dittel a pu poursuivre ce clivement jusqu'au méat uréthral. Il ne reste plus qu'à aviver et à suturer les bords de la fistule.

Faisant lui-même la critique de son opération Dittel ne voit qu'une impossibilité à son exécution, c'est le cas où il y aurait de nombreuses adhérences comblant le cul-de-sac vésico-utérin, mais ce fait est rare, le cul-de-sac recto-utérin est souvent le siège d'adhérences, mais celles-ci sont exceptionnelles en avant de l'utérus. Il ne craint pas le passage de l'urine dans la cavité péritonéale, car outre que l'on opère sur une vessie vide, les quelques gouttes qui pourraient couler, resteraient contenues par l'utérus et les ligaments larges, dans le cul-de-sac vésico-utérin.

Dittel a opéré ainsi une malade (Obs. XLI), le résultat n'a pas été parfait.

Dans nos recherches bibliographiques nous n'avons pas trouvé d'imitateurs de Bardenheüer et de Dittel.

2° Oblitération indirecte de la fistule.

A. Episiorrhaphie. — Devant le désespoir des chirurgiens de fermer l'orifice, devant les insuccès nombreux de toutes les tentatives plus ou moins ingénieuses, Vidal de Cassis eut l'idée, en 1832, d'oblitérer le canal génital en suturant les grandes lèvres, faisant ainsi du vagin une dépendance de la vessie.

Pendant un mois l'urine coula par l'urèthre ainsi que les règles. L'opérateur s'applaudissait déjà de son succès lorsqu'un de ses élèves, en sondant la malade, eut le malheur de rompre la cicatrice. Dans une seconde opération, il ne fut pas aussi heureux.

On ne pratique plus guère l'épisiorrhaphie, si ce n'est en la combinant avec la fistule rectale, comme l'a fait Rose, dans son cas d'oblitération rectale de la vulve, dont nous verrons plus loin les indications et la technique.

B. Colpocleisis. — Bérard, le premier en 1845, eut l'idée d'oblitérer le vagin, au-dessous de la fistule. Tout alla bien pendant 3 semaines, quand tout à coup, la malade mourut de péritonite.

Simon remit en honneur l'occlusion du vagin, et en fixa la technique.

1er Temps. — *Avivement.* — On cherchera à fermer le vagin aussi haut que possible, ce qui met mieux en garde contre l'incontinence d'urine que lorsque l'avivement porte au niveau de l'urèthre. Pour être bon l'avivement doit être fort étendu, et intéresser une grande hauteur du vagin. On dissèque un anneau de muqueuse vaginale, pour cela deux incisions circulaires sont faites limitant la partie que l'on veut aviver, la muqueuse est ensuite disséquée.

La dissection de la paroi postérieure du vagin sera beaucoup facilitée en faisant placer le doigt d'un aide dans le rectum, et celle de la paroi antérieure en la tendant bien à l'aide de pinces, ou à l'aide d'une sonde introduite dans la vessie.

Fritsch a proposé de faire cet avivement par dédoublement après une simple incision circulaire.

2e Temps.— *Suture.*— Pour suturer les parois vaginales avivées on procède ainsi qu'il suit : sur l'une des faces du vagin, l'aiguille pénètre à la partie inférieure de l'avivement, chemine sous toute sa surface, et ressort à la partie supérieure, en entraînant le fil ;

sur la face opposée du vagin, on fera suivre au fil un chemin inverse, pénétrant par le bord supérieur de l'avivement, il sortira à sa limite inférieure. Dans ce temps, il faut prendre bien garde de ne pas pénétrer dans les organes creux voisins : rectum, vessie, péritoine. Le premier fil est le plus difficile à placer ; car grâce à lui l'on peut attirer et soutenir les parties à affronter.

En serrant les sutures, on évitera avec soin le chevauchement des lèvres de l'avivement ; quelques points superficiels compléteront l'occlusion.

C. Oblitération rectale de la vulve. — Lorsque le col de la vessie est détruit, l'oblitération seule du vagin ne suffit pas à empêcher l'incontinence d'urine. Dans ce cas, on a conçu l'idée de tout fermer, vagin et vessie, et d'établir une fistule recto-vaginale, permettant au contenu vésical de s'écouler par le rectum ; le sphincter de l'anus devenant ainsi la fermeture de ce cloaque.

Baker-Brown paraît avoir le premier fait cette opération sur une malade ayant une fistule recto-vaginale toute faite, et présentant de plus une fistule vésico-vaginale, avec oblitération presque complète du vagin, et destruction du col de la vessie et de l'urèthre.

Maisonneuve pratiqua en 1851, de propos délibéré, une fistule recto-vaginale, après avoir oblitéré la vulve, mais la fistule se ferma spontanément et une nouvelle tentative pour établir une fistule périnéale fut suivie de mort.

Après Maisonneuve, cette opération fut faite par Da Costa, Duarte. Puis abandonnée pendant une quinzaine d'années ; c'est en 1875 que Rose la mit de nouveau en pratique et la dénomma *obliteratio vulvæ rectalis*. Depuis lors cette opération a été faite par beaucoup de chirurgiens : Cazin, Antal, Schrœder, Dittel, Kaltenbach, Fritsch, Lebedeff et Lipinsky.

L'opération est pratiquée de la façon suivante : dans un premier temps, une incision de 1 cent. 1/2 de longueur est faite par le vagin à la paroi antérieure du rectum, sur le doigt introduit dans l'anus. Cette incision doit traverser les fibres supérieures du sphincter. Les bords des muqueuses vaginale et rectale, qui limitent cette incision sont suturés, l'un à l'autre, et les fils ramenés par l'anus.

Après avoir ainsi établi la fistule recto-vaginale, dans un 2e temps, l'on procède à l'oblitération de la vulve.

Un tube de caoutchouc en croix, a été préalablement introduit dans la communication recto-vaginale et assure ainsi l'écoulement de l'urine par le rectum pour les premiers jours.

Méthodes spécialement instituées pour la cure des fistules vésico-utérines.

Les fistules vésico-utérines sont justiciables en grande partie des mêmes traitements que les fistules vésico-vaginales ; c'est ainsi que les fistules juxta-cervicales superficielles seront opérées comme les fistules haut placées du vagin ; la voie sus-pubienne trouve souvent son application dans les cas de fistules vésico-utérines. Aussi ne donnerons-nous ici que les procédés opératoires spécialement institués pour la cure de ces fistules. On peut les diviser en 2 groupes, selon qu'ils cherchent l'oblitération directe ou indirecte de la fistule.

1° Procédés d'oblitération directe.

Nous rangeons dans ce chapitre les deux procédés de Follet Champney et d'Otto von Herff.

A. Procédé de Follet (1). — Dans un cas de fistule vésico-utérine difficile à atteindre, M. Follet (de Lille) a imaginé le procédé que nous résumons ci-dessous :

Cette méthode très ingénieuse lui a donné un plein succès.

Dans un premier temps, M. Follet dilate lentement l'urèthre avec le dilatateur de Dolbeau, de manière à pouvoir introduire sans difficulté son index gauche dans la vessie.

(1) *Bulletin et mémoires de la Société de chirurgie*, 26 mai 1886, p. 445.

Puis il abaisse l'utérus. Une valve de Sims est introduite à cet effet dans le vagin et un aide saisit avec deux forts tridents-érignes les parties latérales du col utérin et l'amène à la vulve.

L'utérus est alors décollé de la vessie. « Je fis, dit-il, une incision semi-circulaire du cul-de-sac vaginal au devant du col et je me mis à décoller la vessie de l'utérus et en ne cessant pas une minute d'apprécier très exactement les progrès et les détails de ce décollement, grâce à mon doigt intra-vésical. Bientôt ce doigt, pratiquant l'*éversion* de la paroi postérieure de la vessie dont il se coiffait pour ainsi dire, fit apparaître à la partie antérieure de l'orifice vulvaire, cette paroi trouée de la boutonnière fistuleuse, à travers les lèvres de laquelle s'apercevait la pulpe de mon index.

Le décollement rendant l'avivement superflu, je procédai à ciel ouvert à la fermeture de la fistule. »

La fistule fut oblitérée par quatre points de suture au catgut ; points de suture ne passant pas, bien entendu, dans la cavité vésicale.

Tout ici fut fait au milieu de précautions de la plus rigoureuse antisepsie et les suites furent très simples. Trente jours après, la malade sortait complètement guérie.

Signalons que dans un cas semblable, Cruveilhier, avant Follet, avait employé à peu près le même manuel opératoire.

Champney, ignorant sans doute la communication de Follet à la *Société de Chirurgie*, a publié, en 1889, dans « *Transactions of obstetrical Society of London* », une observation de fistule vésico-utérine pour laquelle il a, dit-il, trouvé un nouveau mode de traitement.

Sa manière de procéder, que nous avons prise dans le texte de sa publication, est, sauf quelques points de détails, identique à celle de Follet.

Comme ce chirurgien, Champney, après avoir abaissé l'utérus, décolle la vessie en ayant soin de pousser sa dissection bien au delà des limites de la fistule. Alors, sans aviver, car il a affaire à des surfaces fortement cruentées, il obture l'orifice fistuleux sur chacun des plans vésical et utérin que le décollement lui a procurés.

Dans un dernier temps, il réunit la vessie à l'utérus.

Le résultat obtenu fut des plus satisfaisants.

B. Procédé d'Otto von Herff (1).— Otto von Herff fait une section médiane du col jusqu'à la fistule. Puis la fistule est décollée de l'utérus sur une étendue d'environ un centimètre ; il en résulte une surface d'avivement composée de deux moitiés, l'une antérieure, l'autre postérieure. Chacune d'elles comprend en son milieu l'un des orifices du trajet fistuleux dédoublé.

Herff s'attaque d'abord à la plaie utérine. Un fil est passé à travers chacune des lèvres de l'incision cervicale primitive, puis les deux fils sont saisis par un aide et tirés en bas et en arrière : la plaie utérine est ainsi rapprochée de la vulve et bien mise à découvert. La réunion des bords se fit alors sans difficulté.

L'orifice fistuleux cervical obturé, il restait une fistule vésico-vaginale qui fut avivée et suturée comme une élytrorrhaphie antérieure.

En procédant ainsi, Otto von Herff guérit complètement sa malade. Il est à remarquer qu'au cas où les sutures viendraient à céder au niveau de l'orifice vaginal, on aurait affaire à une fistule vésico-vaginale que l'on traiterait par un des procédés connus.

Il est évident que ces procédés ingénieux reculent les limites de l'intervention chirurgicale et méritent d'être pris en sérieuse considération, quand on se trouve en présence d'une fistule vésico-utérine.

2° Procédés d'oblitération indirecte.

Ils sont au nombre de deux principaux. *L'hystéro-stomato-cleisis, l'incarcération du col utérin dans la vessie* répondent à cette indication.

A. Hystéro-stomato-cleisis.— Pratiquée tout d'abord par Jobert, cette opération a été depuis fréquemment employée.

(1) *Zeitsch. f. Geb. u. Gyn.* 21. Bd XXII.

Nous la trouvons signalée dans tous les ouvrages classiques, et la plupart des auteurs considèrent ces procédés comme une des principales ressources du chirurgien en face d'une fistule vésico-utérine compliquée.

Cette intervention consiste à aviver la surface interne du col dont on enlève, suivant l'expression de Jobert, des espèces de copeaux, puis à rapprocher les deux surfaces saignantes et à les maintenir en contact par trois points de suture : deux latéraux et un médian. Soins antiseptiques avant, pendant et après l'intervention.

B. Incarcération du col dans la vessie. — L'incarcération du col utérin dans la vessie consiste à réunir la lèvre antérieure de la fistule à la lèvre postérieure du col ou même à la partie voisine du vagin ; on emprisonne ainsi l'extrémité inférieure de l'utérus dans le réservoir urinaire, en se servant du museau de tanche comme d'un obturateur destiné à combler la perte de substance.

C'est à Courty (1) que nous devons cette intervention. D'après cet auteur, l'incarcération du col doit être substituée à l'hystéro-stomato-cleisis, lorsque les fistules vésico-utérines coïncident avec une fistule vésico-vaginale, soit qu'il y ait deux fistules distinctes (vésico-utérines et vésico-vaginales), soit qu'il n'y ait qu'une seule fistule (vésico-utéro-vaginale). Il s'est comporté ainsi quatre fois pour fistules du premier groupe, et un grand nombre de fois pour les fistules du second, et les résultats auraient été assez favorables.

Dans ces conditions nouvelles, le sang menstruel passe dans la vessie ; la fécondation devient impossible, mais non les rapprochements sexuels ; le vagin se terminant antérieurement en cul-de-sac.

Ces opérations sont assurément très simples. L'expérience prouve aussi que la santé générale de la femme ne souffre en rien de l'inclusion de l'utérus dans la vessie ; à ces divers titres ces méthodes sont recommandables.

(1) *Traité pratique des maladies de l'utérus*, 1887.

Cependant il ne faut pas oublier que les cleisis entraînent la suppression d'une fonction importante : la fécondation ; et cette considération suffit à Rosenthal pour les éliminer. « The method which permits the uterus to functionate without interference, is the method that certaindy ought to be adopted when possible » (1).

Puis autre conséquence, l'avenir est gros de menaces pour ces opérées. La stagnation de l'urine dans l'utérus comporte presque fatalement l'infection de cet organe. Cette infection ne tardera pas à se propager à la vessie, puis à l'uretère et au rein, et l'on connaît le pronostic de ces infections ascendantes ; c'est la mort dans le plus grand nombre des cas.

Enfin on observe souvent des coliques intenses au moment des règles, car l'orifice de communication est généralement très étroit et sous l'influence des contractions utérines l'on a vu quelquefois l'orifice utérin oblitéré s'ouvrir.

(1) La méthode qui permet à l'utérus de continuer ses fonctions est la méthode qui mérite sans conteste d'être adoptée lorsque ce sera possible.
Rosenthal, *Am. journal of obstetrics*, vol. XXVII, 1893.

CHAPITRE IV

Choix d'un procédé et comparaison des différentes méthodes entre elles.

Voulant apprécier la valeur respective des diverses méthodes opératoires que nous venons de décrire, et chercher leurs indications, nous les diviserons en deux grands groupes, selon qu'elles permettent d'aborder la fistule par le vagin, ou par une autre voie.

1° Méthodes opératoires des fistules abordables par le vagin.

Presque toutes les fistules peuvent être opérées par ces méthodes. Mais parmi elles, le chirurgien a encore à choisir entre la méthode américaine d'avivement, la méthode française du dédoublement et enfin pour certains cas il lui faut connaître la valeur des procédés autoplastiques.

A. **Comparaison des procédés d'avivement avec le procédé du dédoublement.** — Afin de faire ressortir les avantages du procédé du dédoublement que nous préconisons, nous l'examinerons dans ses grandes lignes en le comparant avec la méthode américaine (1).

a) Pas de perte de substance. — Dans cette dernière méthode on enlève à la cloison vésico-vaginale une certaine quantité de tissu, et cette ablation est suivie d'un léger élargissement de la fistule. On pourra faire observer que ces pertes sont insignifiantes et qu'il n'y a pas lieu d'en tenir compte. Cette objection est vraie

(1) Thèse Hoareau, Paris, 1896.

lorsqu'il s'agit d'une seule opération, mais elle cesse de l'être quand, par suite d'insuccès, on est forcé de recommencer le traitement et par conséquent de faire subir de nouvelles pertes à la muqueuse.

Supposons qu'on ait affaire à une fistule de moyenne dimension et qu'on pratique l'avivement simple.

L'opération réussira sans doute comme cela arrive le plus ordinairement. Mais on ne peut espérer qu'elle ait toujours une issue heureuse. L'expérience de tous les jours nous apprend que les praticiens les plus habiles ont été quelquefois dans l'obligation de répéter souvent leurs tentatives, avant d'obtenir l'occlusion de ces fistules. On a même vu de très petites ouvertures restées longtemps rebelles aux efforts du chirurgien. Quelle sera alors la conséquence de toutes les opérations successives qu'aura à supporter la muqueuse ? L'orifice pourra rester stationnaire, ou diminuer, ou augmenter. Dans les deux premiers cas, si l'intervention n'a pas été utile, elle n'a pas non plus été nuisible, mais dans le troisième elle n'a fait qu'aggraver l'état de la malade.

Ce dernier accident ne saurait arriver au chirurgien qui se sert du procédé à lambeaux. Dans ce procédé, en effet, il n'y a pas de perte de substance, car l'opérateur conserve ce qu'il enlève dans l'autre. Et en utilisant ainsi les parties sacrifiées par les Américains, on ne s'expose pas à voir les dimensions de l'ouverture croître en cas d'insuccès.

L'orifice restant le même qu'avant l'opération, la patiente ne se trouve pas dans des conditions plus mauvaises pour une nouvelle intervention.

C'est lorsqu'on est en présence de fistules énormes que cette manière de faire devrait être adoptée. C'est alors qu'il faut ménager le plus possible la muqueuse et ne pas en perdre la plus petite parcelle.

Comment se permettre de retrancher des tissus là où il en manque déjà une quantité considérable ? Outre que le rapprochement des lèvres devient difficile, leur tension extrême, après la suture, compromet singulièrement le succès de l'opération.

b) Affrontement par de larges surfaces. — Dans le traitement de la fistule vésico-vaginale, le chirurgien se propose de mettre en contact de larges surfaces cruentées et bien nourries, afin d'assurer la réunion par première intention. Aucun procédé ne remplit mieux cette indication que le procédé à lambeaux.

Si l'on considère que la dissection est poussée jusqu'à la ligne qui correspond à la limite de l'avivement dans le procédé américain, on comprendra que l'étendue de l'affrontement sera bien plus grande que dans ce dernier procédé. En effet, les surfaces saignantes des lambeaux vaginaux d'une part sont à peu près égales à celles que fournit l'avivement simple, et d'autre part les lambeaux vésicaux, en se rapprochant viennent presque doubler les dimensions de l'affrontement.

c) Pas de tiraillements. — Ce qu'il faut prévenir dans le traitement de ces fistules, c'est le tiraillement des lèvres de la plaie. De tout temps les chirurgiens se sont ingéniés pour l'éviter.

Dans ce but, Jobert mobilisait la cloison vésico-vaginale en la détachant du col de l'utérus, ou pratiquait des incisions parallèles aux lèvres de la plaie, Simon faisait une suture profonde dite de soutènement et que l'on utilise dans la méthode américaine. Sans avoir recours à tous ces artifices, le procédé du dédoublement rapproche de larges surfaces saignantes sans que les tissus subissent la moindre tension, et ce résultat, il le doit uniquement à la libération préalable des lambeaux par la dissection.

Ces tiraillements ne sont pas toujours faciles à éviter dans le procédé de Sims. Quand on se trouve en présence d'une grande fistule, il n'est pas possible d'en réunir les bords avivés sans les violenter. Dans ces conditions, les sutures peuvent se rompre, et en admettant qu'elles résistent, ne finiraient-elles pas par couper les lèvres de la plaie et créer des orifices par lesquels s'échapperait l'urine ?

Le procédé à lambeaux, grâce à la mobilisation qu'il produit, n'expose pas à tous ces accidents ; et là où le procédé de Sims ne peut être employé, il trouve son application en facilitant la juxtaposition des parties.

d) Exécution facile. — On ne saurait reprocher à la méthode du dédoublement d'être d'une exécution difficile. L'abrasion d'une muqueuse n'est pas plus facile que la formation de lambeaux. Il est vrai que ceux-ci doivent avoir certaines dimensions et une épaisseur telle, qu'ils renferment les éléments nécessaires à leur nutrition. Il faut ici un peu plus d'habitude et d'adresse, car l'étendue des lambeaux ne sera pas toujours la même ; dans tel cas, une petite dissection suffira, dans tel autre, elle devra être poussée plus loin. Mais c'est là une question que l'habitude permettra de trancher aisément, et qu'on appréciera d'après l'étendue de l'orifice anormal qu'il s'agira d'oblitérer.

Si cette partie de l'opération est un peu délicate, il ne faudrait pourtant pas croire qu'elle réclame beaucoup plus d'habileté que l'avivement simple qui, lui aussi, demande à être soigné.

Nous avons vu que Bozeman s'appliquait d'une façon toute spéciale à exécuter cet avivement ; et pour le pratiquer comme Sims, et tel qu'on le fait aujourd'hui, on doit opérer avec beaucoup de prudence. Cette abrasion, qui peut paraître très simple au premier abord, exige quelques qualités de la part du chirurgien, car pour assurer une coaptation parfaite, il importe qu'elle ait partout la même hauteur et que sa surface s'incline régulièrement vers l'orifice.

Aussi sommes-nous porté à partager l'opinion de M. Ricard qui pense que le dédoublement n'offre pas plus de difficultés que l'avivement. C'est aussi l'avis de M. Duboué : « Il est un point, dit-il, sur lequel j'ai été heureusement trompé dans mon attente, je veux parler des difficultés de la dissection qui m'ont souvent paru bien moindres que dans l'avivement proprement dit. »

Avec de tels avantages, on peut conseiller la méthode du dédoublement, pour la cure opératoire de la plupart des fistules abordables par le vagin.

Les petites et les moyennes sont aussi bien oblitérées par la méthode française que par la méthode américaine, et même plus sûrement. Nous ne croyons pas trop nous avancer en portant un tel jugement, car les faits sont là pour prouver l'exactitude de cette manière de voir.

Comme son exécution ne comporte pas plus de difficultés que celle de la méthode de Sims et n'expose jamais à des regrets en cas d'échec, nous pensons qu'il y a tout intérêt à lui accorder la préférence.

Si pour ces sortes de fistules le praticien peut encore hésiter dans le choix de l'une ou de l'autre méthode, l'hésitation n'est plus permise lorsqu'il s'agit de vastes orifices, dont les bords ne se laissent pas rapprocher. Dans ces cas, la méthode à lambeaux est nettement indiquée, et c'est à elle qu'on doit avoir recours. On conçoit sans peine que dans les grandes perforations il n'y a rien à espérer de l'avivement simple qui diminue encore la quantité de tissu et ne permet pas d'affronter les surfaces saignantes sans leur faire subir des tiraillements considérables. La méthode du dédoublement en évitant ces pertes de substance et en mettant les lèvres de la plaie à l'abri d'une tension exagérée, facilitera la réunion par première intention.

Dans toutes les observations que nous avons lues, ce qui nous a frappé le plus ce sont les guérisons rapides des grandes fistules qui avaient résisté à la méthode de Sims.

Ainsi une des femmes traitées par Duboué pour une large fistule, ne vit guère s'améliorer son état après trois opérations faites d'après cette dernière méthode.

La première intervention seule diminua les dimensions de l'orifice, les autres furent sans effet. Devant ces deux nouvelles tentatives infructueuses, le chirurgien de Pau abandonna le procédé de Sims et mit à exécution le procédé du dédoublement qui le conduisit au succès.

La première fois que M. Ricard se servit de ce procédé, ce fut pour une femme atteinte d'une grande fistule. Après avoir rafraîchi la muqueuse selon la méthode américaine, il s'aperçut au moment de passer les fils qu'il lui était impossible de rapprocher les parties avivées. Il pratiqua alors la libération des bords de l'orifice par le dédoublement de la cloison vésico-vaginale et obtint une guérison complète.

Ces deux exemples et d'autres encore que nous pourrions citer, établissent d'une façon évidente la supériorité de cette méthode dans les grandes fistules.

La méthode du dédoublement trouve encore son indication lorsque la paroi vaginale a contracté des adhérences profondes. Il est clair que dans ces conditions l'affrontement sera très pénible pour ne pas dire impossible si on fait l'avivement simple, tandis que le dédoublement, en mobilisant certaines parties, permettra souvent de fermer l'orifice.

De même, pour les fistules situées profondément et dont l'accès est difficile, on aura tout à gagner à se servir de ce procédé qui, en cas d'issue malheureuse de l'opération, ne rendrait pas plus laborieuses les tentatives ultérieures, comme pourrait le faire la méthode américaine.

Donc, pour nous résumer, nous dirons que si le procédé américain est peut-être aussi avantageux que le procédé à lambeaux pour la cure des fistules de moyenne dimension, il lui cède le pas lorsqu'on a affaire à des fistules grandes, ou peu accessibles ou accompagnées d'adhérences des parois vaginales.

B. Procédés d'autoplastie. — Ces procédés trouvent leurs indications dans des cas tout à fait particuliers, et il est difficile de leur attribuer une valeur thérapeutique générale dans le traitement des fistules vésico-vaginales.

C'est au chirurgien à apprécier si dans tel cas particulier l'un d'eux n'est pas de mise. Ils ont surtout pour avantage de bien mobiliser les bords de la fistule, de permettre leur rapprochement sans tiraillements des tissus. La paroi postérieure de la vessie, libérée de l'utérus, devient un lambeau mobile et flottant facile à abaisser, et à fixer à la lèvre antérieure de la fistule. Ou bien c'est l'utérus lui-même qui sert d'obturateur, soit à l'aide d'un lambeau pris à son col ainsi que l'a fait Quénu, soit que l'utérus soit suturé en entier à la fistule, comme dans les opérations de Mackenrodt et de Freund. D'ailleurs à part l'incision du cul-de-sac antérieur classique depuis Jobert, ces opérations exceptionnelles n'ont été exécutées que par leurs inventeurs, toujours avec succès il est vrai, et pour des cas difficiles. Quénu, Mackenrodt, Freund ont publié chacun deux observations de leurs procédés respectifs Ce sont donc des faits importants comme documents, pouvant servir d'exemple dans un cas difficile, mais sans valeur comme méthode générale.

2° Méthodes opératoires des fistules inabordables par le vagin.

Mais il est toute une catégorie de fistules où les opérations vaginales sont impossibles ou forcément donnent de mauvais résultats : ce sont des fistules haut situées, au niveau même du col de l'utérus ou autour de lui ; ce sont encore les fistules profondément cachées derrière une série de cicatrices et au fond d'un vagin rétréci, ou enfin les fistules tellement étendues, avec de telles pertes de substance qu'il est impossible de réparer les désordres.

Aussi devant cette impossibilité absolue de l'opération vaginale dans certains cas, on inventa la méthode indirecte dont le principe essentiel est la fermeture des voies génitales au-dessous de la fistule qu'on laisse subsister. La portion close devient ainsi un véritable diverticulum de la vessie.

A. **Procédés permettant l'oblitération indirecte des fistules.** — *a*) Episiorraphie et colpocleisis. — Dès son apparition on fit à *l'épisiorraphie* les reproches les plus fondés. On lui reproche de favoriser la rétention des règles, d'amener des altérations du vagin, de causer des métrites, des salpingites, des cystites, des pyélonéphrites, et enfin elle a le grave inconvénient de fermer complètement la voie vaginale et d'empêcher consécutivement le coït et la fécondation.

Outre ces inconvénients généraux, l'opération de Vidal de Cassis donne prise à des critiques particulières : la suture n'est pas solide et le décollement circulaire d'une exécution assez difficile.

Le colpocleisis a par contre l'avantage d'être plus simple et le mode de suture, outre qu'il est plus facile, amène une réunion plus solide. En outre si on peut pratiquer l'occlusion assez près du col, elle échappe en partie au reproche principal fait à la méthode indirecte, celui de supprimer le vagin.

b) Oblitération rectale de la vulve. — D'abord est-il possible d'exécuter en général cette opération. La possibilité de son exécution est établie par les succès de Rose, d'Antal, une des deux opérations de Cazin, une de Dittel, une de Schrœder, une de Kaltenbach, deux de Fritsch, une de Lebedeff, et enfin deux de Lipinsky. Une des opérations de Cazin fut un insuccès, de même qu'une de Czerny (Lomer). Il est vrai cependant que cette opération est extrêmement difficile à réussir.

L'on pouvait se demander également si le sphincter anal pouvait suffire à retenir l'urine qui s'accumule dans la cavité vésicale. Les succès opératoires cités plus haut, le prouvent. D'ailleurs Cazin avant d'opérer, avait observé un soldat français chez qui à la suite d'une plaie par arme à feu, s'était formée une fistule vésico-rectale ; ce soldat urinait par le rectum où il pouvait retenir l'urine pendant 5 à 6 quarts d'heure. De même un cas avec un enfant âgé de 9 ans, chez qui une déchirure du rectum avait suivi une opération de calcul et chez lequel s'était constituée une fistule vésico-rectale ; l'enfant pouvait aussi uriner par le rectum.

Mais cette opération outre tous les inconvénients de la méthode indirecte, au point de vue du coït et de la fécondation, paraît favoriser beaucoup plus les infections ascendantes de l'appareil génital, car si le vagin supporte assez bien le séjour de l'urine il n'en est pas de même pour les matières fécales. De plus ce qui doit faire rejeter cette opération, c'est le fait constaté plusieurs fois que la fistule recto-vaginale s'oblitère facilement, réduisant ainsi à néant toutes les espérances de l'opérateur et nécessitant une nouvelle intervention.

Ces quelques considérations nous conduisent à penser que les méthodes d'occlusion du vagin ou de la vulve, ne doivent être considérées par le chirurgien que comme une sorte de pis-aller, auquel il ne peut se résoudre que dans les cas où il est impossible de faire mieux, d'autant que grâce à la voie sus-pubienne, on a un moyen d'intervenir efficacement dans presque tous ces cas, autrefois justiciables de l'oblitération vulvo-vaginale.

B. Procédés permettant l'oblitération directe des fistules. — *a*) PAR LA VOIE SUS-PUBIENNE (*opération de Trendelenburg*). — Tous les reproches faits aux méthodes précédentes, tombent d'eux-mêmes devant l'opération de Trendelenburg, qui laissant intacts utérus et vagin, ne compromet en rien leurs fonctions, et s'efforce néanmoins de soustraire ces organes à l'action nocive de l'urine, tout en atteignant le symptôme capital, l'incontinence.

Résultats. — Si nous voulons juger la valeur de la méthode d'après les résultats obtenus, ceux-ci sont des plus encourageants. Nous avons relevé 14 observations de fistules urinaires (1) traitées par la suture intra-vésicale après cystotomie ; ces observations donnent deux insuccès, un succès partiel et 11 guérisons, et pas une mort à déplorer.

Il faut de plus considérer que ces guérisons ont été obtenues dans des cas graves, autrefois abandonnés aux méthodes d'oblitération indirecte.

L'ouverture de la vessie et les manœuvres destinées à oblitérer la fistule à travers ce viscère n'ont certainement pas plus de gravité que les divers cleisis génitaux, aussi est-elle appelée à faire oublier ces anciennes opérations et à leur être préférée pour tous les cas de fistules non opérables par le vagin.

Indications. — La suture intra-vésicale est donc une méthode d'exception, indiquée quand on est en présence du côté du vagin :

De brides ou replis cicatriciels cachant la fistule.

(1) CLADO, *Compte rendu de l'Association française d'urologie*, séance du 22 août 1896, dit avoir opéré en 1893 par la suture intra-vésicale, une malade chez laquelle il obtint un succès partiel après l'intervention, au lieu d'avoir de l'incontinence la malade pouvait conserver ses urines de 1 h. 1/2 à 2 heures.

D'adhérences du trajet fistuleux aux organes voisins ou à la ceinture pelvienne.

D'étroitesse du vagin, ou de profondeur anormale de cet organe.

Du côté de la vessie :

De la présence de calculs de la vessie, ou d'infection de cet organe.

b) Par la voie ischio-rectale. — Le cas unique, de Michaux, malgré un demi-succès ne permet pas de juger de la valeur de la voie ischio-rectale. Anatomiquement cette nouvelle voie est logique, et d'après les recherches faites par l'auteur donne beaucoup d'espoir; elle permettrait ainsi d'aviver directement les fistules haut placées, inabordables par le vagin, et qui ne sont pas trop considérables, ni trop adhérentes aux os du bassin.

OBSERVATIONS

Obs. I (Inédite). — *Fistule vésico-vaginale, à la suite de couches, opérée par* M. Quénu *par le procédé du dédoublement.* — *Guérison.*

La malade, âgée de 27 ans, entre dans le service de M. Quénu, à l'hôpital Cochin, pour une fistule vésico-vaginale, survenue à la suite d'un accouchement.

Cette fistule est déjà ancienne, une première tentative d'oblitération faite en province a échoué. M. Quénu l'opère le 24 décembre 1894 en décollant le vagin de la vessie de façon à faire un large avivement et à bien mobiliser les bords de la fistule. Le résultat est parfait, les suites opératoires très simples ; la malade sort guérie à la fin de janvier 1895, n'ayant pas perdu d'urine par le vagin depuis son opération.

Obs. II (Inédite).— *Fistule vésico-vaginale haut placée, survenue à la suite d'une hystérectomie vaginale.* — *Guérison.*

Mme B.. est opérée à Paris en 1895 pour lésions annexielles. A la suite de cette hystérectomie, il se produisit une fistule vésico-vaginale pour laquelle la malade vint se faire opérer dans le service de M. Quénu à Cochin en février 1896.

La fistule est très haut située, au fond du vagin, au milieu d'un bloc de tissus cicatriciels, reliquat de l'hystérectomie.

On essaie d'abaisser la fistule ; mais il est impossible d'arriver à ce résultat ; les tissus cicatriciels résistent, et ne permettent aucun abaissement.

M. Quénu sculpta alors au bistouri un cône de tissu fibreux, qu'il enleva ; on obtint ainsi un vaste entonnoir d'avivement, qui permit de libérer les bords de la fistule, et de mobiliser la paroi vésicale de son adhérence à la cicatrice vaginale.

Cette paroi vésicale fut suturée à part avec du catgut ; les points restant sous-muqueux.

Plusieurs plans de suture, unirent et fermèrent l'entonnoir d'avivement, ce dernier étant mis sur les sections de la muqueuse vaginale, et obturant le vagin.

Suites opératoires. — Très simples, et guérison complète de la malade, qui sort le 16 mars 1896.

Obs. III (Inédite). — Due à l'obligeance de M. Legueu. — *Fistule vésico-vaginale à la suite d'hystérectomie vaginale, opérée par la méthode du dédoublement. — Guérison.*

En décembre 1895, la malade, âgée de 45 ans, subit une hystérectomie vaginale pour un fibrome utérin. L'opération fut faite par un chirurgien de Paris, qui au cours de l'intervention ne remarqua aucune lésion vésicale. Les suites opératoires furent assez graves, l'état de l'opérée devint même alarmant. Vers le 12e jour, on remarqua dans l'entourage que la malade perdait ses urines par le vagin ; la cause de cette incontinence ne fut pas constatée à ce moment, et la malade resta un an avec son infirmité.

Enfin fatiguée de cet état, la malade vint trouver M. Legueu à la fin de l'année 1896. A l'examen, on constate une fistule vésico-vaginale, grande comme une pièce de un franc, située au fond du vagin, sur la ligne médiane. Un Béniqué introduit dans la vessie sortait de suite par la fistule. Sur les bords de celle-ci la muqueuse vésicale rouge faisait hernie. Cet ectropion n'était pas cependant considérable.

Opération, le 19 février 1897. — Les bords de la fistule sont fixés à l'aide de pinces et attirés vers la vulve ; la traction faite ne fut pas très considérable, le vagin étant assez large pour permettre d'opérer à une certaine profondeur. Probablement s'il avait été nécessaire on aurait pu abaisser davantage le champ opératoire.

Une incision transversale est d'abord faite sur les bords latéraux de la fistule, de façon à permettre une dissection facile de la muqueuse vaginale. Avec le bistouri on décolle alors la vessie du vagin sur chacune des lèvres antérieure et postérieure de la perte de substance.

La muqueuse vésicale est suturée à part, par quatre points au catgut, rangés dans le sens antéro-postérieur. Ces fils autant que possible ne pénètrent pas dans la vessie.

A son tour la muqueuse vaginale est suturée, mais dans le sens transversal, de façon à faire entrecroiser les deux plans de suture.

Le plan vaginal est fait avec des fils d'argent.

6 points profonds associent et unissent intimement les parties décollées dans le temps de l'avivement ; trois derniers superficiels, perfectionnent la réunion exacte des sections de la muqueuse vaginale. Une sonde de de Pezzer est laissée à demeure, et le vagin est bourré à la gaze iodoformée.

Suites opératoires. — Le 22 *février* la sonde fonctionne mal ; elle est supprimée et remplacée par le cathétérisme répété toutes les 2 heures.

Le 1er *mars.* — Ablation de 4 fils, les 5 qui restent sont enlevés le 3 mars.

Tout pansement vaginal est cessé le 7 mars et la malade sort absolument guérie.

Obs. IV (Inédite). — Due à l'obligeance de M. Legueu. — *Fistule vésico-vaginale, compliquée de fistule recto-vaginale, à la suite d'hystérectomie pour salpingite suppurée. — Opérée par la méthode du dédoublement. — Guérison de la fistule vésico-vaginale. — Transformation de la fistule recto-vaginale en fistule recto-vésicale.*

La nommée B..., âgée de 26 ans, a les antécédents suivants : en 1895, on lui fait une amputation du col utérin. Cette intervention laisse après elle un état cicatriciel du col avec sténose considérable du canal cervical, il est même impossible de découvrir l'orifice du canal au milieu de la cicatrice qui au fond du vagin remplace le col.

Une tentative de stomatoplastie n'ayant pas donné de résultats, et la malade ayant de plus une double salpingite, on l'hystérectomise par le vagin en janvier 1897. L'opération s'achève sans que l'on puisse soupçonner une lésion vésicale. Mais vers le 12e jour, la malade commence à perdre ses urines par le vagin, avec des gaz. Elle quitte le service et revient en février se faire opérer.

A l'examen. — Le vagin est souple, large, en écartant ses parois, l'on voit la cicatrice déprimée au fond de ce canal. Une bride un peu saillante et étroite sépare deux orifices donnant le supérieur de l'urine, l'inférieur des gaz et des matières fécales. Ces orifices sont petits, une sonde cannelée moyenne y pénètre avec peine.

Opération, le 22 avril 1897. — Fixation et léger abaissement du champ opératoire, à l'aide de pinces. On cherche d'abord à séparer l'une de l'autre les deux fistules. Une incision transversale est faite, sur le pont muqueux qui sépare les deux orifices, et la dissection avec le doigt et le bistouri est menée à une profondeur de 3 centimètres environ, de façon à bien libérer le rectum d'une part, la vessie de l'autre. La muqueuse vaginale est ensuite décollée de ces deux organes sur une assez large surface, tout autour des fistules, pour avoir un avivement étendu.

Au catgut, l'on ferme séparément les pertes de substance rectale et vaginale. Après avoir ainsi fermé les fistules, la muqueuse vaginale est suturée au fil d'argent ; des points profonds unissent les deux surfaces décollées et avivées, d'autres superficiels sont faits sur la muqueuse vaginale seule.

Suites opératoires. — Les deux ou trois premiers jours la malade garde bien ses urines, mais bientôt l'incontinence reparaît et des gaz sortent, ainsi que quelques matières fécales par le vagin. Le résultat semble bien compromis ; pourtant la plaie examinée au spéculum a bon aspect, il n'y a pas de tendance à la désunion. Les fils sont laissés en place très longtemps et la sonde à demeure continuée. Des injections vaginales, et le renouvellement du tamponnement iodoformé sont faits tous les jours.

Au bout de 15 jours ablation des fils. La plaie est tout à fait cicatrisée. Les matières fécales ne sortent plus depuis 2 ou 3 jours par le vagin, qui rend encore des gaz et de l'urine, des gaz sortent également par l'urèthre et indiquent la persistance d'une fistule recto-vésicale. La malade reste quelques semaines dans le service, et part conservant de l'incontinence d'urine, peu marquée il est vrai, la vessie paraît se remplir un peu d'urine. Les gaz ne sortent plus par le vagin, mais continuent à sortir par l'urèthre (14 mai 1897). La malade, revue en juillet 1897, est dans l'état suivant : depuis 3 semaines l'incontinence d'urine a cessé, la malade peut conserver ses urines 2 heures environ, les gaz sortent toujours par l'urèthre, les urines sont claires, limpides, l'état général excellent.

Obs. V. — *Fistule vésico-vaginale, suite d'accouchement laborieux. — Opération. — Guérison.* — Thèse Hoareau. Paris, 1896.

Malade venant du département des Basses-Pyrénées ; elle entre en mai 1890 à l'Hôtel-Dieu pour une fistule vésico-vaginale remontant à dix-huit mois. Le vagin était rétréci, déformé, cloisonné par des brides et des adhérences, et presque tout entier transformé en tissu cicatriciel. Il était impossible de trouver l'orifice utérin, perdu au milieu des brides. Après plusieurs semaines de préparation, lavages boriqués, dilatation progressive par les olives de Bozeman, l'opération fut pratiquée.

Les brides et les parties fibreuses étant excisées, on constate la fixité et l'adhérence des tissus qui avoisinent la fistule. L'opérateur se trouve dans la nécessité de libérer par dissection les bords de l'orifice. Contre toute attente, étant données la difficulté de l'opération et la nature cicatricielle des tissus, la réunion fut obtenue à la première tentative.

Obs. VI. — *Fistule vésico-vaginale petite et bas située. — Opérations multiples préalables. — Procédé du dédoublement. — Guérison.* — Thèse Hoareau. Paris, 1896.

Femme âgée de 42 ans, entre dans le service de M. Le Dentu. Elle est atteinte d'une fistule vésico-vaginale survenue à la suite d'un accouchement. Cette fistule résista à sept interventions. Au moment où M. Ricard voit cette malade, il constate que la fistule a des dimensions qui ne dépassent pas celles d'une tête d'épingle ; elle est située au niveau du bas-fond de la vessie, aux confins de l'urèthre et un peu sur la droite au centre d'un tissu lisse, cicatriciel et très tendu.

Dissection de deux lambeaux mesurant chacun deux centimètres environ de surface ; deux points de suture. Guérison par première intention.

Obs. VII. — *Fistule vésico-vaginale à la suite d'une hystérectomie abdomino-vaginale. — Procédé d'avivement par dédoublement. — Guérison.* — Thèse Hoareau.

Il s'agit d'un volumineux fibrome enclavé dans le petit bassin et remontant à l'ombilic. L'extirpation du fibrome fut pénible. Commencée par la voie vaginale, elle dut être terminée par la voie abdominale. L'étroitesse de la vulve, la rigidité et l'inextensibilité des parois vaginales rendirent l'opération très laborieuse. M. Ricard, reconnaissant la difficulté de l'extirpation par les voies naturelles, dut recourir à la laparotomie qui permit de terminer très rapidement l'opération. Au quatrième jour, c'est-à-dire le deuxième jour après le retrait des pinces, il se produisit un écoulement abondant d'urine par le vagin et la sonde vésicale à demeure cessa de fonctionner. Une large brèche vésicale s'était créée probablement à la suite d'une escharification de la paroi vésicale.

La malade quitta l'hôpital Necker conservant une large fistule. Deux mois après, M. Ricard l'opéra chez les Augustines de la rue Oudinot. Grâce à l'abaissement du vagin, l'opération fut très facile et la guérison s'en suivit régulièrement.

Obs. VIII. — *Cancer de l'utérus. — Hystérectomie vaginale. — Fistule de la vessie. — Insuccès de l'intervention.*— Th. Hoareau.

Femme de 35 ans, opérée à l'hôpital Laënnec par M. Ricard, d'un cancer de l'utérus. Au cours de l'intervention la paroi vésico-vaginale se déchire et une fistule vésico-vaginale s'établit. Six semaines après, tentative infructueuse de restauration : les bords de l'orifice sont indurés et manifestement envahis par le cancer.

Six mois après, la malade revient à l'hôpital Necker : la fistule persiste. Le petit bassin est rempli de néoformations cancéreuses. La malade est prise de phlébite double. Elle s'éteint lentement dans la cachexie sans qu'on juge qu'il y ait possibilité de faire une nouvelle tentative opératoire.

Obs. IX. — *Fistule haut située, consécutive à une hystérectomie vaginale. — Nombreuses tentatives infructueuses de restauration. — Procédé d'avivement par dédoublement ; succès après un premier échec.*— Th. Hoareau.

Jeune fille de 22 ans, opérée à l'hôpital international d'hystérectomie pour lésions annexielles. Une fistule vésico-vaginale qui résulte de l'intervention est avivée et suturée six fois pendant l'espace d'une année.

La malade est adressée à M. Ricard à l'hôpital Necker par le docteur Alexandre. A son entrée dans le service, on constate, à la partie la plus élevée du dôme vaginal, un orifice admettant facilement la pulpe du doigt : les bords sont nets et tranchants, la muqueuse vésicale violacée fait hernie.

L'abaissement de la fistule se fait sans difficulté. On dédouble la cloison vésico-vaginale en formant deux larges lambeaux vaginaux qu'on suture à l'aide de quatre fils d'argent.

L'état d'inflammation préalable de la vessie rend difficile le maintien de la sonde à demeure. Le quatrième jour, en l'absence du chirurgien, l'interne de service enlève les tampons, retire deux fils et pratique un grand nettoyage du vagin au sublimé. La solution de sublimé pénètre dans la vessie et détermine une cystite des plus douloureuses.

On enlève les deux fils restant et l'on fait de larges irrigations boriquées.

La malade quitte l'hôpital exactement dans le même état qu'avant l'intervention, c'était la septième qu'elle subissait.

Deux mois après, elle retourne à l'hôpital Necker où l'on constate que la fistule s'est singulièrement rétrécie et qu'elle est réduite aux dimensions d'une plume de corbeau.

M. Routier revoit la malade et, après avoir pensé qu'il s'agit d'une fistule de l'uretère, l'adresse à M. Ricard qui prenait en ce moment la direction du service de M. Nicaise à l'hôpital Laënnec.

L'examen attentif, pratiqué sur la table à spéculum, fait en effet songer à une fistule de l'uretère, ouverte dans le vagin. Une injection de lait poussée dans la vessie, pendant que le vagin est maintenu béant, ne ressort pas dans la cavité vaginale.

L'opération est décidée, et M. Ricard se prépare à intervenir pour une fistule urétéro-vaginale, s'expliquant les échecs successifs par la nature de la fistule. Mais, sous l'influence de l'anesthésie et de l'abaissement de l'orifice, un large jet d'urine sort par l'ouverture fistuleuse, et l'injection d'eau boriquée pratiquée dans la vessie démontre, à n'en pas douter, qu'il s'agit d'une fistule vésicale et nullement urétérale.

Deux lambeaux sont disséqués et réunis par trois points de suture au fil d'argent. Une sonde à demeure est mise dans la vessie. Quelques phénomènes de cystite apparaissant, on fait des lavages avec une solution de nitrate d'argent au 1/1000.

Ablation des fils le dixième jour ; guérison définitive.

Obs. X. — *Hystérectomie vaginale pour suppuration pelvienne. — Fistule vésico-vaginale. — Oblitération. — Production d'un calcul vésical. — Lithotritie. — Récidive. — Taille vésico-vaginale. — Échec de la suture. — Opérations multiples sans succès. — Procédé d'avivement par dédoublement. — Succès après un échec.* — Th. Hoareau.

Mme P..., 38 ans, espagnole, est opérée à Paris en 1894, pour lésions annexielles. A la suite de cette hystérectomie, il se produit une fistule vésico-vaginale pour laquelle le chirurgien pratique quatre fois l'intervention, dont la dernière avec succès.

Cette malade, retournée à Madrid, est prise de douleurs vésicales intenses occasionnées par un volumineux calcul phosphatique qui fut broyé par la lithotritie. Quelques mois après récidive : nouvelle lithotritie. Devant une deuxième récidive, le chirurgien pratique une taille vaginale qui permet l'extraction facile du calcul, mais il ne put obtenir la réunion de la plaie opératoire. Six fois l'occlusion de cette plaie fut inutilement tentée.

Quand M. Ricard voit la malade, il constate que la fistule est assez haut située, présente l'aspect ovalaire à grand axe vertical ; ses bords sont réguliers et tranchants, son grand axe mesure 2 centimètres, le petit qui est transversal a 10 à 12 millimètres.

La malade, pour des raisons personnelles, désire être opérée dans une maison de santé qu'elle désigne au chirurgien.

L'opération est simple. Les premières vingt-quatre heures se passent normalement, sans fièvre ni douleurs. Mais le soir du second jour douleurs abdominales intenses, la sonde est oblitérée, la malade torturée par le besoin d'uriner, ne fait que pousser des cris. On ne trouve rien de mieux pour la calmer que de pratiquer inutilement des injections de morphine. Le matin seulement la malade, à la suite d'une sensation de déchirure, se trouve soulagée en même temps que son lit est inondé d'urine.

La vessie distendue avait fait éclater la suture. M. Ricard voit la malade après cet accident. La sonde est retirée, débarrassée d'un caillot qu'elle contenait et remise en place ; les tampons vaginaux sont renouvelés.

Mais l'urine continue à sourdre par le vagin. A l'ablation des fils, on constate l'échec de la suture.

Après un séjour de six semaines aux bains de mer, la malade revient à Paris se soumettre à une nouvelle intervention, c'est la quatorzième qu'elle subit.

Les différents temps opératoires sont exécutés avec facilité d'après la méthode décrite plus haut. Trois points de suture suffisent. Les pansements sont mieux surveillés, et le dixième jour, les fils retirés, on peut constater une réunion parfaite.

Obs. XI (Inédite). — *Fistule vésico-vaginale consécutive à un accouchement très laborieux terminé par une application de forceps. — Opérée par* M. Pozzi. — *Guérison.*

La fistule siégeait très haut dans le cul-de-sac antérieur et correspondait au bas-fond de la vessie. Cette fistule était constituée par un orifice béant en forme de croissant à concavité postérieure ; transversalement dirigée ; l'index pénètre avec facilité dans la fistule dont les bords sont très épaissis.

Du côté du vagin il y a des lésions d'inflammation chronique ; la cavité vésicale est rétrécie, et la muqueuse enflammée.

Une 1re opération faite par M. Guinard en juin 1895 consista en : 1er temps, avivement infundibuliforme profond, et décollement de la muqueuse vaginale avec des ciseaux courbes dans une certaine étendue autour des bords de la plaie.

2e temps. 6 points profonds au fil d'argent, cheminent sur toute la surface cruentée en ne respectant que la muqueuse vésicale.

8 points superficiels au crin de Florence sont placés sur la muqueuse vaginale.

Suites opératoires. — Il persiste une petite fistule siégeant dans le cul-de-sac antérieur, un peu à droite de la ligne médiane, à 1 centimètre du col utérin dont la lèvre antérieure est rétractée, déchiquetée. La fistule admet facilement une grosse sonde cannelée.

2e *Opération* par M. Pozzi, 10 janvier 1896. On a commencé par exposer la région opératoire en la tirant à l'aide de fils de grosse soie, posés sur sa limite.

1er temps. Mobilisation de la vessie, par une incision libératrice la détachant de la face antérieure du col.

2e temps. Large avivement ovalaire autour de la fistule.

3e temps. Un premier plan de suture à la soie fine composé de 4 points séparés est placé sur les lèvres de la muqueuse vésicale qui vient faire hernie dans la plaie, et la refoule à l'intérieur de la vessie. Ces points de suture perdus, sont surtout destinés à faire l'occlusion mécanique de la vessie, et à empêcher l'urine de venir s'opposer à la réunion de la surface d'avivement. Ils sont probablement exposés à être éliminés dans la vessie.

4e temps. On place avec l'aiguille de Reverdin fine et courbe, 5 points profonds de suture au crin de Florence, comprenant toute la surface d'avivement. Ces points sont maintenus ouverts jusqu'à la terminaison du temps suivant.

5e temps. Surjet au catgut fin, réunissant la partie intermédiaire à la surface d'avivement. On serre alors les points de suture profonds.

Une sonde de de Pezzer est mise à demeure dans la vessie ; le vagin est tamponné à la gaze iodoformée.

Suites opératoires parfaites. La malade guérie quitte le service un mois plus tard.

Obs. XII (Inédite). — *Fistule vésico-vaginale, dans le cul-de-sac antérieur, près du col. — Opérée par* M. Quénu, *le 14 novembre 1887. — Résultat parfait.*

La malade âgée de 35 ans, entre le 22 octobre 1887, à l'hôpital Beaujon, salle Huguier.

Antécédents — Bien portante d'habitude, mais très irrégulièrement réglée.

Cette femme a eu 4 enfants. Les 3 premiers accouchements se sont très bien passé. Le 1er a eu lieu en 1874, les deux autres à quatre années d'intervalle chacun. Elle est accouchée pour la quatrième fois le 31 juillet dernier, l'accouchement a été très difficile.

La malade est entrée en douleurs, le samedi à 4 heures du matin ; le dimanche matin à 7 heures, on fit sans succès une application de forceps, puis un second essai aussi infructueux à 10 heures. On fit alors la céphalotripsie et la malade fut enfin délivrée le dimanche soir, après 36 heures de travail. A la suite de cet accouchement la malade a eu une paraplégie absolue pendant cinq semaines. Au bout de ce temps, elle a commencé à se lever avec difficulté. Elle n'a été absolument guérie qu'au bout de 3 mois.

Trois semaines après son accouchement, vers le 17 août, la malade a commencé à perdre ses urines goutte à goutte par le vagin.

Etat actuel. — Si l'on examine la malade, on constate une vaste fistule vésico-vaginale au niveau du cul-de-sac antérieur, d'une largeur de 3 centimètres environ. Le col utérin limite la fistule en arrière, mais sans être intéressé.

Opération, 14 novembre.—Dédoublement des bords de la fistule,et décollement de la vessie après incision du cul-de-sac antérieur du vagin.

Un lambeau est ensuite taillé dans le col utérin, à l'aide d'une deuxième incision transversale.

La muqueuse vésicale est suturée à part, et par-dessous elle, le lambeau taillé dans le col est à son tour suturé, après avivement de sa face regardant la fistule, aux bords inférieur et latéraux de celle-ci.

Le reste du col, libéré par l'incision faite pour le lambeau, qui s'ouvre, descend et on peut le fixer à la muqueuse vaginale décollée, limitant en avant la fistule. Les sutures des deux plans superficiels ont été faites au fil d'argent.

Pansement avec tampons iodoformés.

Suites opératoires. — La malade est sondée toutes les 2 heures, pendant les 5 à 6 premiers jours, puis ensuite toutes les quatre heures.

Pas une goutte d'urine ne s'écoule par le vagin.

25. — On enlève les fils d'argent, et on constate la réunion parfaite de la plaie.

La vessie garde bien l'urine, la sonde introduite au moment du pansement en retire une quantité assez grande.

28. — La malade est laissée uriner seule et quitte l'hôpital le 13 décembre absolument guérie.

OBS. XIII (Inédite). — *Fistule vésico-vaginale haut placée. — Opérée le 16 décembre 1889 par M. QUÉNU. — Résultat parfait.*

Antécédents. — La malade âgée de 28 ans, entre le 8 novembre 1889, à l'hôpital Bichat, dans le service du professeur Terrier.

Réglée à 12 ans, 8 enfants, le premier à l'âge de 20 ans, le dernier en 1889, ont tous été très volumineux, et les accouchements longs et difficiles. Le dernier de ses enfants surtout était très gros, l'accouchement fut fait au forceps.

Depuis cet accouchement la malade perd ses urines. Les suites de couches ont été simples, la malade s'est levée au 10e jour, conservant un écoulement abondant par le vagin et souffrant en urinant.

Au bout de quelques jours, la malade s'aperçoit que ses vêtement sont constamment souillés par ses urines, cette incontinence augmente de plus en plus et la force à entrer à l'hôpital.

A son entrée. — L'état général est bon. La vulve et la peau des fesses sont excoriées par l'écoulement constant de l'urine. Dans les poils on trouve des concrétions calcaires.

Au toucher, on sent sur la paroi antérieure du vagin au niveau de la lèvre antérieure du col utérin, un orifice dans lequel on peut introduire le bout du doigt. Cet orifice correspond à l'insertion du vagin sur l'utérus. Au spéculum, le col est volumineux, granuleux, la lèvre postérieure est hypertrophiée. On voit facilement la perte de substance sous la forme d'un orifice irrégulier, ovalaire à grandes dimensions transversales. Les bords de cet orifice ne sont pas nets, mais représentés par des débris sphacélés pas encore éliminés. Une sonde introduite dans la vessie passe facilement dans la fistule et ressort par le vagin.

La malade est gardée quelque temps dans le service pour permettre aux eschares de s'éliminer. On lui fait deux injections vaginales par jour, elle prend deux bains par semaine, enfin on lui donne à l'intérieur 4 grammes de borate de soude.

Elle s'améliore rapidement sous l'influence de ce traitement. Le 14 décembre les eschares sont absolument détachées et il existe une vaste fistule qui occupe toute la largeur de la paroi vaginale antérieure jusqu'au col, et qui s'étend plus à gauche qu'à droite.

Opération le 16 décembre 1889. — L'opération comprend :

1° Le col est saisi et abaissé avec des pinces, incision du cul-de-sac antérieur, pour mobiliser la paroi postérieure de la vessie.

Avivement de la fistule, par la méthode du dédoublement ; la paroi vésicale est séparée, décollée de la paroi vaginale.

Une seconde incision transversale, taille dans le col utérin un lambeau, dont on avive la face qui regarde la fistule ;

2° La paroi vésicale est fermée par des fils de soie fine, passés à la face profonde de la muqueuse et ne pénétrant pas dans la vessie.

La vessie ainsi fermée est refoulée, un 2e plan de suture est fait à l'aide de 7 fils de soie, fixant le lambeau taillé dans le col au bord antérieur de la fistule ainsi qu'à ses bords latéraux.

Le reste du col utérin est ensuite suturé par un 3e plan de 7 fils de soie moyenne, à la muqueuse vaginale, qu'on a décollée au niveau du bord antérieur de la fistule.

Là se termine l'opération. Pansement vaginal avec tampons iodoformés.

Durée de l'opération 1 h. 20.

Suites opératoires. — Après l'opération, la malade a beaucoup de vomissements attribués au chloroforme. Le soir la langue est sèche, sa température est à 38°. On la sonde deux fois dans la journée, et on retire seulement quelques gouttes d'urine.

17 *décembre.* — La malade a rendu 400 grammes d'urine en 24 heures, elle fait une attaque de grippe avec courbature, céphalalgie, langue sèche. T. de 38°5 à 39°2. Elle ne souffre pas du côté de sa plaie.

Du 18 au 22, — même état. — Le 23 décembre, chute de la température. Amendement de tous les symptômes. La malade urine seule, se mouille en urinant, de sorte que l'on ne peut savoir si l'opération a réussi.

28. — On lui retire ses tampons, la ligne de réunion a bon aspect. Tous les fils sont en place comme après l'opération.

La malade prend 2 injections vaginales par jour, on règle ses mictions, et l'on peut s'assurer que l'urine est bien conservée dans la vessie.

3 *janvier.* — Les fils sont retirés, le résultat est parfait. Elle quitte l'hôpital le 9 janvier 1890, absolument guérie.

Etat à la sortie. — Le cul-de-sac vaginal antérieur n'existe plus, le col est comme enfoncé dans la paroi du vagin. En glissant le doigt sur la paroi vaginale antérieure, on arrive directement dans l'orifice du museau de tanche. La lèvre postérieure du col est hypertrophiée, granuleuse. Dans le cul-de-sac postérieur, on sent le corps de l'utérus culbuté.

Pas de trace de fistule.

Obs. XIV. — A. Kelly, *Bulletin of the Johns Hopkins Hospital*, mars 1896.

Une malade Mme V..., âgée de 40 ans, ayant eu 5 accouchements, fut opérée le 25 septembre 1895. Elle avait une fistule urinaire depuis son 3e accouchement, il y a 8 ans. A 5 reprises différentes, on avait essayé de la traiter, mais sans succès, de plus l'incontinence d'urine augmentait après chaque opération, car les avivements avaient détruit presque toute la base de la vessie. Je trouvai la muqueuse vésicale en prolapsus à travers l'orifice de la fistule, et remplissant le vagin, sous forme d'une masse rouge, brune, d'apparence fongueuse. En réduisant cette masse je constatai la disparition de la paroi antérieure du vagin, et à sa place une énorme perte de substance à la base de la vessie.

La fistule mesurait 4 centimètres dans le diamètre antéro-postérieur sur 3 centimètres dans le diamètre transversal, et intéressait la lèvre antérieure du col, qui était complètement détruite, ainsi qu'en avant le col de la vessie (fistule vésico-uréthro-utéro-vaginale). En avant la section nette de l'urèthre contrastait avec la forme normale en entonnoir du col de la vessie. En arrière, les orifices des uretères s'ouvraient sur les bords de la fistule, à droite et à gauche du moignon du col utérin. Deux ou trois centimètres de chaque uretère avaient évidemment été sacrifiés dans les précédentes opérations. Les parois du vagin formant les bords de la fistule étaient immobilisées par des adhérences cicatricielles, les fixant aux parties osseuses et fibreuses voisines. Je ne pouvais espérer affronter de tels tissus, par aucun des procédés connus d'avivement ou de suture, alors j'employai le procédé suivant, qui réussit à combler la perte de substance. Voici les temps de mon opération :

1° Une incision en croissant séparant du vagin les couches musculaire et muqueuse de la vessie, fut faite sur les deux tiers du bord postérieur de la fistule, et la vessie fut détachée de la portion supra-vaginale du col utérin jusqu'au péritoine ; le doigt sépara largement sur les côtés la vessie de l'utérus. On évita facilement de blesser les uretères dans lesquels on avait introduit des cathéters.

2° Le tiers antérieur de la fistule qui restait, fut ensuite avivé au niveau de sa face vaginale, l'avivement fut mené jusqu'aux muqueuses vésicale et uréthrale.

3° Deux sondes urétérales flexibles de 2 mm. 1/4 de diamètre, furent passées de l'urèthre à travers la fistule, et de là furent introduites dans chacun des uretères, on les poussa jusqu'au niveau du détroit supérieur du bassin.

4° La partie de la vessie qui avait été libérée de ses adhérences en arrière, fut maintenant facilement abaissée et appliquée exactement sur le 1/3 antérieur fixé, auquel elle fut unie par une série de sutures non interrompues au crin de Florence. Chaque point de suture passait sur la face profonde de la tunique musculaire de la vessie de façon à faire saillir dans la vessie nouvellement formée, la tranche libérée en arrière, et portant les orifices urétéraux.

Ces orifices se trouvèrent ainsi amenés dans la vessie et on évita de les transpercer ou de les comprimer par les sutures, grâce à la présence des sondes, qui servaient de points de repère précieux.

Je laissai ces cathéters urétéraux en place pendant 3 jours, drainant chaque rein directement à travers son uretère, et empêchant ainsi l'urine d'entrer dans la vessie, et de venir se mettre au contact de la suture.

Dans les 48 heures qui suivirent l'opération, l'uretère droit donna 900 centimètres cubes d'urine, et le gauche 600.

La plaie se cicatrisa parfaitement, sauf à la partie supérieure de l'angle droit, où il resta une toute petite fistule de 1 millimètre de diamètre, qui laisse échapper de temps en temps quelques gouttes d'urine.

Quand la malade quitta l'hôpital, elle pouvait garder 100 centimètres cubes d'urine dans la vessie, et n'avait pas à la vider plus souvent qu'une fois dans les 3 heures. La surface cruentée qui se trouvait sur la paroi antérieure du vagin fut remplacée par une cicatrice ferme et contractile. Il est important de remarquer le bon fonctionnement de la vessie, que l'on obtint, malgré la destruction du col vésical.

L'auteur fait suivre cette observation des réflexions suivantes :

Mon opération diffère de celle de Mackenrodt en ce que je ne libère pas la vessie de tous les côtés pour la suturer au milieu de la fistule. Elle diffère aussi en ce que dans aucun cas je n'utilise du tissu utérin ; mon procédé est plus facile à appliquer là où la perte de substance est si grande qu'elle intéresse la partie postérieure de l'urèthre. La mobilisation de la vessie ne se fait qu'au niveau des parties postérieure et postéro-latérale de cet organe, là où cette mobilisation est la plus faible. Cette libération permet d'abaisser facilement la paroi postérieure de la vessie et de l'amener au contact de la paroi vaginale antérieure.

Mon procédé diffère aussi radicalement de celui de Dudley en ce que je ne fais aucun avivement de la muqueuse vésicale, qui supprime toute la portion de cette muqueuse comprise audessous de l'avivement, au contraire j'utilise tout le tissu vésical laissé par la fistule, en libérant la partie postérieure, et formant avec elle la perte de substance.

Obs. XV (Résumée). — Freund, Eine neue. Operation zur Schliessung Gewisser Harnfisteln Beim Weibe (*Sammlung klinischer Vortrage*, 1895, p. 301).

Il s'agit d'une femme de 40 ans, qui accoucha de son 9e enfant le 9 octobre 1893 ; elle fut accouchée par 4 médecins, qui de 8 heures du matin à 4 heures du soir essayèrent successivement de faire la version et l'extraction d'un enfant mort et macéré ; chose singulière, ajoute Freund, il n'y eut à la suite qu'une minime élévation de température. Depuis cette délivrance si laborieuse, la femme conserva de l'incontinence d'urine, pour laquelle on l'adressa à Freund.

Celui-ci constata en mai 1894 les lésions suivantes :

1° Érythème intense de toute la région génitale, de l'anus et de la face interne des cuisses, avec fissures, rhagades et incrustations salines.

2° Une grosse déchirure périnéale, avec rectocèle énorme.

3° Une perte de substance de la paroi postérieure de l'urèthre et du col de la vessie, ainsi que des parties correspondantes du vagin ; à travers cette perte de substance, la muqueuse vésicale était en prolapsus.

4° Un rétrécissement considérable du vagin, avec transformation cicatricielle des culs-de-sac vaginaux, et adhérence complète de ceux-ci au col de l'utérus.

5° Une induration cicatricielle des parties du vagin qui entourent les lésions plus haut décrites, ainsi que du tissu cellulaire du bassin et des culs-de-sac péritonéaux antérieur et postérieur. Il était impossible d'apprécier l'état du col utérin, enfoui dans ce tissu cicatriciel.

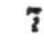

Opération. — Le 24 mai 1894, Freund essaya d'abord de se servir du col de l'utérus pour réparer la perte de substance, mais n'y réussit pas. Il attira alors à travers le cul-de-sac postérieur, préalablement ouvert (ce cul-de-sac fut d'abord ouvert involontairement au cours des incisions faites pour libérer le col), le fond et le corps de l'utérus. Cet organe renversé de façon à avoir le col en haut et le fond en bas, vint s'appliquer par sa face postérieure sur la perte de substance de la paroi vésico-vaginale. Il aviva alors les bords de la fistule vésico-uréthro-vaginale, ainsi que chacun des bords de l'utérus, en suivant de près l'insertion des ligaments larges. L'utérus fut alors fixé et suturé dans cette situation. Enfin le fond de l'utérus fut ouvert pour permettre aux règles de s'écouler par cette voie.

L'opération dura deux heures.

On mit une sonde à demeure dans la vessie, et on la remplaça au bout de 3 jours par des cathétérismes répétés 5 fois par jour à l'aide d'une sonde de Nélaton.

Suites opératoires. — Jusqu'au 30 mai il y eut de la fièvre 37°8 à 39°5 et des douleurs vésicales. A partir du 30 mai, mieux sensible. C'est ce jour-là que la malade urina pour la première fois spontanément, et put désormais retenir ses urines.

Ablation des fils le 2 juin.

Enfin la femme, après de nombreuses péripéties, finit par guérir, et au mois de novembre, le résultat était des plus satisfaisants ; la vessie retient l'urine, l'urèthre admet un cathéter moyen, et le sang menstruel s'écoule par le fond de l'utérus ouvert.

Obs. XVI (Résumé). — D'après Freund, *loc. cit.*

Fille de 20 ans, très rachitique, accouchée au forceps le 14 mai 1894 par le Dr X... A la suite de cette intervention, il y a un sphacèle étendu des parois vaginales, et il se forme après l'élimination des eschares un cloaque, vésico-vagino-rectal, avec incontinence des urines et des matières fécales. Même érythème, et mêmes incrustations calcaires, que dans l'observation qui précède.

Opération le 21 juillet. — Durée 1 heure 1/2. Freund commença par fendre la cloison recto-vaginale, ce qui lui donna beaucoup de jour, cette incision était par conséquent interrompue dans son trajet par la fistule recto-vaginale. Le cul-de-sac postérieur fut lui-même ouvert, et l'utérus renversé par cette voie, comme dans le cas précédent. La section recto-vaginale fut fermée à ce moment par deux plans de suture, le premier au catgut sur la muqueuse rectale, le deuxième à la soie pour la muqueuse vaginale, puis comme plus haut l'utérus et la fistule vésico-vaginale avivés furent suturés ensemble et le fond de l'utérus fendu.

Après quelques mois le résultat obtenu était bon ; la vessie gardait l'urine, l'utérus laissait couler les règles par la brèche faite à son fond.

OBS. XVII. — *The operative treatment of vesico-vaginale fistulæ.* Traitement des fistules vésico-vaginales. — FERGUSSON (*American journal of obstetrics*, 1895).

Mme B..., 26 ans. Avait eu un accouchement très laborieux. Après la rupture de la poche des eaux elle avait eu d'atroces douleurs pendant 3 jours, puis subitement elle accoucha d'un fœtus mort, son expulsion s'accompagnant d'un flot d'urine. Depuis ce temps-là elle perdait constamment de l'urine par le vagin. Elle fut opérée 3 fois sans résultat ; on lui dit que le vagin était oblitéré au-dessus de la fistule et on lui introduisit un spéculum cylindrique qui laissé en place un grand nombre de jours et pressant sur la masse de tissu cicatriciel amena une grande fistule vagino-rectale. C'est alors que l'auteur intervint. A l'examen il trouva un vagin court, enflammé, couvert de concrétions phosphatiques, et laissant échapper des matières fécales et l'urine. Il fallut plusieurs jours de soins préalables pour permettre l'exploration digitale tant était grande la sensibilité, le vagin mesurait 3 centimètres de longueur l'index pénétrait facilement dans la vessie et le 3e doigt passait facilement et en même temps dans le rectum. Au-dessus des deux fistules se trouvait une masse épaisse qui n'était autre chose que la sténose cicatricielle du vagin au-dessus des fistules englobant tout le col utérin. Avec une bougie filiforme on put s'assurer de l'existence d'un trajet étroit et tortueux par où s'écoulaient les règles. La fistule vésico-vaginale permettait l'entrée de 3 pulpes de doigts, on pouvait voir par la lumière réfléchie les orifices des uretères sur les bords de la fistule. Après avoir fendu transversalement le tissu cicatriciel et le col on tomba sur le canal utérin qui fut curetté et bourré de gaze. Les deux fistules furent alors avivées et suturées avec du crin de Florence suivant la méthode de Sims. Il y eut une légère amélioration mais l'opération était un insuccès, 8 semaines plus tard on fit une 2e tentative sans plus de succès, 3 mois après, le 8 octobre 1891, l'auteur pratiqua son opération et 3 ou 4 semaines après la malade quitta l'hôpital, guérie. Elle revint chez elle et un mois après elle écrivit à l'auteur que sa « vessie suintait aussi abondamment qu'avant ». Elle retourna à l'hôpital et l'auteur trouva sa fistule vésico-vaginale extraordinairement grande. Malgré ses soupçons de la cause de cette énorme ouverture, l'auteur ne dit rien. Il refit l'opération avec un excellent résultat et au bout de 4 semaines la malade retourna chez elle. Peu de temps après l'auteur apprit indirectement qu'elle souffrait encore d'incontinence d'urine et 3 ou 4 mois après elle vint le consulter. Elle avoua alors que la fistule s'était reproduite après les deux opérations pendant le coït. Elle se refusa à une nouvelle intervention.

OBS. XVIII. — FERGUSSON, *loc. cit.*

Mme H... L..., 35 ans : fit une fausse couche en 1885, devint enceinte en 1891, et eut un accouchement très laborieux le 8 mai 1892. Pendant 3 jours après l'accouchement il n'y eut pas de miction. Sa vessie devint très distendue causant de très vives douleurs qui ne se calmèrent que par la rupture de la vessie et l'écoulement de l'urine par le vagin. Après 4 opérations sans succès elle s'adressa à l'auteur qui appliqua son procédé. Le résultat fut parfait et la malade quitta l'hôpital 21 jours après l'opération.

Obs. XIX. — Fergusson (*id.*).

Mme M..., 38 ans : mère de 6 enfants, avait remarqué un suintement d'urine depuis la naissance de son 1er enfant. A l'examen l'auteur trouva une petite fistule oblique qui laissait passer une petite sonde. La fistule fut traitée par la méthode de l'auteur le 10 août 1893 avec l'anesthésie par la cocaïne. Le résultat fut parfait, bien que la malade ne garda le lit que 2 semaines.

Obs. XX. — Fergusson (*loc. cit.*).

Observation du Dr Todd de Winnipeg. Il s'agissait d'une fistule vésico-uréthro-vaginale qui fut guérie par la méthode de Fergusson. Mme M..., multipare. Son dernier accouchement s'était fait au forceps et amena une rupture du col utérin et du périnée avec une fistule urinaire intéressant la base et le col de la vessie et toute l'étendue de l'urèthre. Sutures enlevées le 10e jour. Résultat parfait.

Obs. XXI. — Nouveau procédé de traitement des fistules vésico-vaginales (Lannelongue, *Soc. de Chir.*, 5 mars 1872).

Mme X..., âgée de 36 ans, accouchait à Soissons, le 14 juillet 1872 ; le travail qui avait commencé à neuf heures du matin, nécessita, dans la soirée, trois applications de forceps. La dernière eut lieu à minuit. Quelques jours plus tard se déclarait la perforation, qui la décida à venir à Paris réclamer des soins. L'examen que nous pratiquons nous fait constater une énorme solution de continuité, comprenant presque toute la paroi antérieure du vagin et une partie de sa paroi latérale. Dans le sens antéro-postérieur, elle s'étend, en effet, du col utérin réduit à quelques tubercules jusqu'à 0 m. 02 ou 0 m. 03 environ de l'orifice de l'urèthre.

« En réalité, la paroi vaginale antérieure est réduite à une bande transversale de la largeur indiquée, et qui supporte pour ainsi dire le canal uréthral.

« Sur les côtés et en avant la fistule a pour limites les branches ischio-pubiennes et à ce niveau, toutes les parties molles faisant défaut, c'est le périoste de ces os qui limite la solution de continuité. Un peu plus en arrière la fistule est limitée par les parois latérales du vagin, qui forment comme un croissant sur son bord postérieur. Le bas-fond vésical et la portion du vagin qui lui correspond étaient donc détruits. Il ne fallait pas dès lors s'attendre à trouver l'orifice des uretères dans la vessie. L'un et l'autre en effet s'ouvraient dans le vagin; le droit contre la branche osseuse ischio-pubienne ; celui de la gauche dans l'angle de la fistule.

Par l'orifice fistuleux s'échappait la paroi postérieure de la vessie, qui s'engageant dans le vagin apparaissait à la vulve, qu'elle dépassait sous forme d'une tumeur rouge du volume d'un œuf de pigeon.

La malade porte sur sa figure l'empreinte d'une anémie très prononcée. Elle est pâle, les muqueuses oculaires et conjonctivales sont décolorées ; ses traits expriment la souffrance et témoigne du dégoût que lui inspire sa situation.

Je fis précéder l'opération, que je pratiquai le 26 décembre 1872 d'un temps préliminaire, indispensable au succès de l'entreprise ; il avait pour but de replacer dans la vessie elle-même l'orifice des uretères, qui s'ouvrait dans le vagin. Ce temps fut exécuté à l'aide d'une chaîne d'écraseur introduite au moyen d'une aiguille dans le canal de l'uretère. Après avoir parcouru un trajet d'un centimètre environ, l'aiguille fut poussée dans la vessie, et je pratiquai alors à l'aide de la chaîne la section de la paroi supérieure de l'uretère dans une étendue d'un centimètre. Je fis cette manœuvre sans crainte, m'étant plusieurs fois assuré avec un stylet du trajet parcouru par l'uretère dans l'épaisseur de la paroi vaginale elle-même. Le 26 décembre, j'exécutai l'opération proprement dite. Elle se composa d'un avivement suivi de l'affrontement des parties, puis de la suture de ces parties avivées.

L'avivement fut fait d'une part sur la vessie, d'un autre côté sur la partie antérieure du vagin. Sur la vessie, j'avivai le prolapsus lui-même à une distance de la lèvre postérieure de la fistule, suffisante pour qu'entre cette partie avivée et la lèvre postérieure de la fistule, il y ait assez pour combler toute la fistule. La muqueuse vésicale elle-même fit tous les frais de cet avivement, lequel se présenta sous la forme d'une bande transversalement dirigée d'un centimètre environ de longueur, et allant de l'un à l'autre des angles latéraux de la fistule. Les parties avivées furent mises en présence, et le contact fut maintenu à l'aide de onze points de suture métallique ; huit jours après j'enlevai ces fils.

C'est le résultat de cette opération faite il y a 2 mois que je vais décrire maintenant. La perforation a été comblée entièrement par l'opération. Tous les points de suture avaient bien tenu.

Mais je tiens à dire quels sont mes regrets de n'avoir pas fait pour le second uretère, ce que j'avais fait pour le premier. Le premier en effet, celui dont j'ai déplacé l'ouverture dans le temps préliminaire de l'opération fonctionne parfaitement ; mais le second, celui dont l'ouverture était placée sur le triangle de la lèvre postérieure, avec la paroi latérale, celui-là n'a pas été ramené dans la vessie, il s'ouvre encore aujourd'hui dans le vagin. Je me propose sous peu de jours de faire une tentative dans le but d'achever la guérison.

Pour terminer ce qui a trait au manuel opératoire j'ajouterai que pendant le cours de l'opération, je dus pratiquer un débridement sur le vagin afin de permettre à la partie antérieure de ce conduit d'aller rejoindre un angle de la paroi vésicale avivée.

L'examen actuel de la malade démontre que le lambeau vésical qui comble la perforation est épais, résistant, légèrement proéminent dans le vagin où il forme un relief de couleur plus foncée que le reste de la paroi vaginale. Cet examen serait incomplet si je ne le faisais suivre de celui de la cavité vésicale. Incontestablement la capacité du réservoir de l'urine est amoindrie chez cette femme, puisqu'on lui a soustrait une partie de la paroi qui limite sa surface. Mais le rapport de cette partie utilisée à la confection du vagin, au reste de la paroi vésicale, n'était pas de nature à inspirer de crainte à ce sujet. Et en effet une sonde de femme introduite dans la vessie se meut librement et avec beaucoup d'aisance dans la nouvelle cavité, à ce point de vue je n'accorde pas d'importance à ce fait que la malade retient ses urines pendant plus d'une heure lorsqu'elle est couchée, car on ne doit pas oublier que chez elle le col de la vessie fait défaut. Il avait disparu en effet, avec le bas-fond de cet organe, et l'avivement que je pratiquai sur le vagin, le jour de l'opération, arrivait presque à la vulve.

Tel est le résumé de ce fait qui démontre la possibilité de restaurer le vagin par la voie que j'ai indiquée ; et bien qu'il me reste pour achever la cure de remédier au petit orifice qui existe encore aujourd'hui, je n'hésite pas à penser que ce procédé trouvera des indications plus précises dans des cas moins compliqués que celui-ci.

Obs. XXII. — *Fistule vésico-utérine.* — *Suture intra-vésicale sus-pubienne.* — *Guérison* (Latouche, communication inédite à la *Soc. de Chir.*, 1897).

La nommée G..., 44 ans, vigoureuse, bien portante, de taille moyenne, légèrement obèse, est accouchée le 6 avril 1895, d'un treizième enfant vivant. Tous ses accouchements antérieurs ont été pénibles, huit enfants sont morts en naissant ou peu après la parturition. Dans notre cas le travail a duré 24 heures, et s'est terminé par une application de fers difficile.

Six semaines après sa délivrance, cette femme s'aperçut qu'elle ne retenait pas ses urines. Elle consulta même un médecin qui pensa à une fistule vésico-vaginale et me l'adressa. Elle se présente à moi le 13 octobre 1895. L'état général est excellent, mais la malade est constamment mouillée. A l'examen local, je trouve le périnée sain, le vagin et le col en bon état, mais par l'orifice du museau de tanche on voit sourdre de l'urine. Une injection colorée poussée dans la vessie, confirme le diagnostic. Une sonde recourbée de Mercier introduite dans la cavité cervicale butte un peu au-dessous de l'orifice interne du col sur une partie qui l'arrête et qui paraît être la fistule ; cependant on n'entre pas facilement dans la vessie, ce qui s'explique par la situation élevée de la lésion et l'impossibilité de manœuvrer librement le bec de la sonde dans la cavité cervicale de l'utérus.

L'opération est pratiquée le 20 octobre. Ethérisation. Après désinfection de la vessie à l'eau boriquée, savonnage et nettoyage du vagin, et pose du ballon de Petersen dans sa cavité, le ventre est incisé depuis le pubis suivant une ligne médiane remontant à 12 ou 15 centimètres en haut vers l'ombilic. Le cul-de-sac péritonéal visible est refoulé en haut et maintenu par une compresse stérile. L'écartement des droits ne me paraissant pas suffisant, je les désinsère de deux ou trois coups de pointe sur leurs tendons dans leurs attaches internes au pubis. Puis des écarteurs étant placés et refoulant de chaque côté les parois, on voit très nettement le globe vésical gonflé par une injection préalable, de 200 grammes environ d'eau bouillie. La face antérieure de la vessie est alors incisée sur la ligne médiane, du sommet jusqu'au col derrière le pubis. Immédiatement chaque lèvre de l'incision est saisie entre les mors d'une pince en T à longues branches et confiée à mon aide qui fait bâiller en l'attirant au dehors la plaie vésicale.

L'exploration de la cavité de la vessie est difficile, le doigt sent mal la partie à suturer qui paraît profonde et comme cachée derrière une bride transversale de la muqueuse. Je m'aperçois bientôt que la difficulté est due à la présence du ballon de Petersen qui repoussant en avant la portion vaginale de la vessie, cache la portion utérine sur laquelle siège la fistule. Le ballon vidé est enlevé, alors toute la face postérieure du réservoir, quoique plus profonde, devient accessible. Le doigt sent alors nettement la fistule qui admet facilement la pulpe de l'index et est située à peu près entre les uretères et un peu au-dessus d'eux. La découverte de ceux-ci est faite péniblement. Un éclairage électrique du fond de la cavité serait à ce moment des plus utiles. Avec un bistouri boutonné introduit dans la fistule, j'avive largement l'orifice et l'issue du sang par la vulve m'indique que l'avivement a porté sur le tissu utérin. A ce moment l'écoulement sanguin intra-vésical est assez considérable pour gêner l'opération et nécessiter un tamponnement de quelques instants. Avec une aiguille courbe, genre aiguille d'Emmet, je passe quatre fils de soie fine de haut en bas et non de droite à gauche,de peur de blesser les uretères qui sontpeu visibles et cachés par le suintement sanguin. Les fils noués solidement, il est facile de s'assurer par le doigt plus que par la vue que l'orifice vésico-utérin est hermétiquement clos.

Toilette de la vessie, suture à la soie et à deux plans de l'incision antérieure en ayant soin d'invaginer les deux bandes serrées par les mors des pinces (suture d'Albarran), puis drainage de la cavité de Retzius avec une petite mèche de gaze, suture à 3 étages de la paroi et pansement aseptique.

Après injection vaginale, lavage soigné de la vulve, une sonde de de Pezzer est placée dans la vessie. La malade reportée dans son lit se réveille facilement, n'a aucun vomissement et ne souffre pas.

Les suites opératoires ont été absolument simples. Le drainage prévésical a été enlevé le matin du 3e jour, chaque jour une injection vaginale et une injection vésicale poussées avec grande douceur ont été pratiquées.

Il n'y a jamais eu de fièvre, ni de douleur. L'appétit est revenu de suite et dès le 5e jour la malade était absolument en convalescence. La sonde à demeure a été changée deux fois pendant le traitement pour assurer son libre écoulement et éviter les dépôts uratiques. Elle a été supprimée le quinzième jour, la malade s'est levée le 22e et a quitté la clinique le 25e, complètement guérie. Depuis lors la guérison s'est maintenue et jamais une goutte d'urine n'est sortie par le vagin. La vessie fonctionne très bien, la malade retient ses urines et les émet à volonté sans ténesme.

Obs. XXIII. — M. Vallas, in Michaud, thèse de Lyon, 1896.

J. M..., cultivatrice, 45 ans, née à Mariellaz (Haute-Savoie), a été admise à l'hôpital de la Croix-Rousse, le 28 juin 1895.

Rien dans ses *antécédents héréditaires*. Rien dans ses *antécédents personnels*, la malade a toujours été bien portante.

Au mois de janvier dernier, elle eut son douzième enfant. L'accouchement fut très laborieux ; d'après la malade, la tête serait restée douze heures au passage et les douleurs auraient duré 48 heures. Pour terminer l'accouchement, on dut appliquer le forceps.

Quelques jours après, la malade s'aperçut qu'elle perdait ses urines d'une façon presque continue. Elle temporisa d'abord espérant que cette affection disparaîtrait ; puis voyant qu'au contraire son état empirait ; elle se décida à entrer à l'hôpital où elle fut admise dans le service de M. Vallas.

A son arrivée on constate qu'en effet ses urines s'écoulent presque continuellement par le vagin. On l'examine dans la position dorso-lombaire. Cathétérisme et lavage de la vessie. Lorsque tout le liquide est évacué, on injecte dans cet organe une certaine quantité de liquide coloré (solution faible de permanganate de potasse) et l'on peut se rendre compte qu'il en sort par la vulve. On cherche à découvrir le siège et l'orifice de la fistule, impossible d'y parvenir.

Le lendemain, examen de la malade dans la position génu-pectorale. La vessie ayant été au préalable distendue par une injection de liquide coloré, on fait mettre la malade dans la position indiquée ; on place deux valves de Sims, l'une à la partie supérieure, l'autre à la partie inférieure de la vulve de manière à bien éclairer le conduit vaginal. La sonde en verre est laissée dans la vessie. Malgré un examen prolongé, on ne découvre absolument rien.

Le troisième jour, le bec de la sonde butte sur une masse dure, probablement un calcul, la malade étant dans la position dorso-lombaire. On renouvelle l'expérience de la veille et la malade est priée de se placer dans la position génu-pectorale ; la vessie est remplie à nouveau de liquide et un cathéter introduit dans sa cavité. Dans ces conditions un stylet, que l'on fait pénétrer dans le col utérin, passe dans la vessie et imprime des mouvements à la sonde qu'on a eu soin d'y laisser. En même temps le liquide s'écoule par le col de l'utérus. On a donc affaire à une *fistule vésico-utérine cervicale*. Un abondant lavage de la vessie et du vagin termine cet examen.

17 *juillet, opération.*— M. Vallas pratique une taille hypogastrique. Les divers plans prévésicaux sont incisés et écartés. La vessie est ouverte et la cavité utérine apparaît. La muqueuse est rouge, granuleuse, infectée.

On enlève alors un volumineux calcul que l'on avait senti quelques jours auparavant en introduisant la sonde en verre dans la vessie. Pour voir la fistule et se rendre compte de ses rapports, il faut porter dans l'intérieur de la cavité vésicale une pointe de thermo-cautère chauffée au rouge blanc ; on constate alors que les uretères ne sont pas intéressés, et que l'orifice fistuleux, très petit d'ailleurs, est profondément situé dans le bas-fond de la vessie.

Avivement au thermo-cautère des bords de la lésion.

Pour la suture, M. Vallas se sert de fils métalliques qu'il passe avec l'aiguille de Lamblin. L'aiguille de Lamblin est enfoncée dans la lèvre postérieure de la fistule à une certaine distance du bord ; la pointe vient ainsi aboutir dans la cavité utérine où elle est reçue sur le doigt de l'opérateur qui lui sert de guide. On a soin d'engager profondément l'aiguille de manière à amener son extrémité le plus près possible de la vulve et on l'arme alors d'un fil métallique. L'aiguille est retirée, le fil suit et l'une de ses extrémités est amenée dans la cavité vésicale.

L'aiguille est alors passée dans la lèvre antérieure, mais contrairement à ce qui a été fait pour la lèvre postérieure, on part du vagin pour arriver dans la vessie. On change l'aiguille du chef vésical et on retire.

On a ainsi une anse qui embrasse la fistule et dont les deux extrémités pendent dans le vagin. Ces deux bouts sont passés dans un plomb et serrés. Lavage très abondant des cavités vésicale et vaginale.

Le pansement de la plaie sus-pubienne ne présente rien de particulier. Le vagin est bourré de gaze iodoformée. On a soin de placer un tampon dans le cul-de-sac antérieur de manière à soulever le bas-fond de la vessie et à prévenir la stagnation de l'urine au niveau de la ligne des sutures. La malade est placée dans son lit, le siège élevé. Les urines s'écoulent dans un bocal rempli à moitié d'eau boriquée.

Les jours suivants, la vessie est abondamment irriguée une et même deux fois par jour. Signalons qu'à plusieurs reprises la sonde fut complètement obstruée par de fines productions calculeuses. Pas de température.

16 *août*.— La malade ne perd plus ses urines. Le fil qui permettait de retirer la sonde de Pezzer à travers la fistule hypogastrique a été enlevé et actuellement la fistule est en train de s'oblitérer. On laisse encore la sonde à demeure.

Les calculs qui, ces derniers temps, obstruaient la sonde sont devenus de plus en plus rares et ont presque complètement disparu. On enlève les fils et le plomb. Toujours pas de température. La malade peut se lever sans perdre ses urines. L'état général est bon.

20 *août*.— On enlève la sonde à demeure. Les lavages de la vessie sont continués tous les jours. La malade urine spontanément, mais elle dit avoir des besoins fréquents, violents d'uriner et quand ces besoins se font sentir, elle a de la peine à retenir ses urines.

26 *août*.— La malade quitte l'Hôpital de la Croix-Rousse. Elle retient presque complètement ses urines ; dans la station debout, elle a un peu d'incontinence, l'urèthre n'ayant pas encore repris sa tonicité normale. Ses urines sont claires, mais contiennent encore quelques graviers. On ne retrouve plus la fistule vésico-cervicale, la plaie hypogastrique est fermée. La température a toujours oscillé autour de 37°5. Le maximum atteint est 38°2.

Obs. XXIV. — *Incurable vesico-vaginal fistula : a new method of treatment by suprapubic cystotomy. — Fistule vésico-vaginale incurable : un nouveau traitement par la cystotomie sus-pubienne.* — (Emmet, *American journal of obstetrics*, May 1895).

Madame C... 26 ans, entre à l'hôpital le 31 janvier 1894. Mariée depuis six ans, elle avait eu un 1er enfant il y a 3 ans et un 2e il y a dix-huit mois, 1er accouchement normal ; le 2e difficile nécessitant l'emploi du forceps ; 3 semaines environ après ce dernier accouchement elle commença à éprouver de l'incontinence d'urine qui s'accentua au point que dans quelques jours toute l'urine s'échappait. Elle était donc malade depuis quelque temps lorsqu'elle entra à l'hôpital.

Etat général mauvais : elle était pâle, anémique, très nerveuse, cachectique et était obligée de garder le lit. Les lésions étaient considérables. Les fesses et les régions situées autour du vagin étaient œdématiées, un précipité de phosphates de l'urine incrustait les parties où la peau manquait. On fit d'abord le traitement de ces lésions en enlevant le dépôt de phosphate, cautérisant au nitrate d'argent les surfaces mis à nu puis enduisant les parties d'une pommade à l'oxyde de zinc. Injections vaginales répétées.

L'état général commença déjà à s'améliorer. A l'examen on trouva que la fistule vésico-vaginale était énorme : toutes les parties molles avaient disparu sauf le bas-fond de la vessie et une portion de l'utérus : l'urèthre en entier, les tissus situés sous le pubis et à quelque distance au-dessus s'étaient nécrosés ne laissant intact que le périoste du pubis. La partie vaginale de la cloison recto-vaginale avait aussi disparu avec le col de l'utérus et tout le cul-de-sac postérieur. Le vagin n'avait plus qu'une profondeur de 3 centimètres environ et se continuait avec la fistule et la vessie, le tout ne formant qu'un seul canal. Par ce canal la vessie retournée remplie d'anses intestinales faisait saillie à travers les grandes lèvres.

Le 20 février l'auteur ferma le trajet fistuleux et ce faisant empêcha le prolapsus de la vessie qui était la cause principale des souffrances de la malade. Voici comment se fit cette fermeture. Le cul-de-sac postérieur s'était nécrosé ainsi qu'il a été déjà dit, avec le col de l'utérus et à la suite de la cicatrisation et de la rétraction qui en résulta, la paroi postérieure du vagin avait peu à peu recouvert le moignon utérin de sorte que, finalement, c'était cette paroi qui formait la limite supérieure de la fistule.

Toutes ces parties étaient fixes et il était impossible d'attirer la partie supérieure de la fistule à une distance moindre d'un centimètre et demi de l'endroit où aurait dû se trouver le col de la vessie.

La malade fut placée dans le décubitus latéral gauche et, après avoir introduit un spéculum de Sims, on exerça une traction continue sur la partie centrale de la limite supérieure de la fistule au moyen d'une forte pince, cherchant à attirer au dehors cette partie par l'orifice vaginal. Cette traction détermina la formation de deux plis allant en arrière et en dehors de chaque côté de la pince (1 pli de chaque côté). Pendant que le moignon utérin était ainsi attiré en bas et solidement maintenu en extension, l'auteur incisa les plis à angle droit et continua l'incision jusqu'à ce que l'utérus put être amené à l'orifice vaginal, se servant pour cela de ciseaux inventés par lui, le bistouri n'étant pas dans ce cas un instrument commode. Ces ciseaux sont plats mais recourbés en arrière àangle aigu et à pointe mousse. En maintenant ainsi les parties tendues et se servant de l'index d'une main comme guide, l'auteur put ouvrir complètement le cul-de-sac postérieur en coupant avec les ciseaux les tissus résistants et se servant de la lame des ciseaux pour disséquer.

Il arriva ainsi à isoler le moignon utérin de la paroi vaginale jusqu'à ce que les côtés de la fistule purent être mis en contact. Les parois de la fistule formèrent de chaque côté du vagin, un long trajet en croissant, s'étendant en arrière et en haut.

Il ne fut pas difficile alors d'aviver les bords de la fistule et de fermer l'ouverture avec une douzaine de sutures continues au fil d'argent, le tout formant une légère courbe de six centimètres environ de longueur. Plus exactement on fit six sutures de chaque côté et les bords de la fistule furent fermés jusqu'à l'endroit où le col de la vessie avait été et là on laissa une ouverture permettant l'introduction du doigt dans la vessie.

Le 14e jour l'auteur enleva les points de suture et il put constater que la réunion par première intention s'était faite sur toute l'étendue des bords suturés. Toutes les parties de la fistule qui avaient été affrontées étaient solidement soudées. Bien que l'utérus eût été attiré à la vulve en fermant la fistule, le canal vaginal était presque 2 centimètres plus profond qu'avant l'opération, ce qui montre que les 2 lignes d'incision qui se continuaient dans la partie supérieure du vagin n'avaient pas subi de rétraction.

L'expérience de l'auteur lui avait appris combien il est difficile de faire un urèthre quand les tissus situés sous le pubis sont nécrosés. Aussi résolut-il de faire une ouverture dans la vessie par la paroi abdominale antérieure.

26 *mars*. — La malade étant dans le décubitus dorsal, l'auteur pratiqua cette ouverture de la manière suivante, comme la distance du pubis au cul-de-sac péritonéal varie suivant les individus, il fallait pratiquer l'ouverture le plus près possible du pubis pour éviter d'entrer dans la cavité péritonéale; de plus la paroi vésicale étant solidement attachée à la face postérieure du pubis il n'était pas possible de l'attirer au dehors aussi facilement que par la taille vaginale. Il fallait dès lors amener un lambeau de peau au-dessus du pubis jusqu'à la vessie en bas tandis qu'en haut la vessie pouvait facilement être amenée à la peau. On fit donc une incision courte au-dessus du pubis, incision à concavité tournée en haut pour éviter autant que possible la peau couverte de poils. On mit à nu les muscles droits tout près de leur insertion pubienne. Le lambeau étant rabattu on introduisit l'index dans la vessie par le vagin, puis on sépara les muscles droits avec l'extrémité mousse du scalpel agissant sur le doigt introduit dans la vessie. Au moment où on arriva sur la vessie on vit le péritoine recouvrant la partie supérieure du doigt vésical.

Le tissu conjonctif lâche qui recouvrait encore la paroi vésicale fut soigneusement disséqué et écarté jusqu'à ce que le doigt put amener cette paroi dans la plaie et du coup le péritoine se trouva rejeté en haut. On fit deux points de suture dans la partie de la paroi vésicale qui se trouvait soutenue par le doigt, avec une aiguille demi-courbe et de la soie. On incisa ensuite la vessie entre les sutures jusqu'à ce qu'on eut mis à nu la première articulation du doigt vésical. L'aiguille attachée à chacune de ces sutures fut alors passée à travers la partie de la peau correspondante. On fixa ainsi deux points sur la ligne médiane : points où les bords de la plaie cutanée et de la plaie vésicale furent affrontés, en haut du côté de l'ombilic et en bas du côté du pubis.

Puis les angles de la plaie vésicale furent attirés avec une pince et fixés de la même manière. On compléta la boutonnière par une série de sutures superficielles. On forma ainsi une ouverture en forme d'entonnoir, les bords en étant formés en bas par la muqueuse vésicale retournée, en haut par la peau.

Pansement sec avec gaze iodoformée.

L'urine naturellement ne passait pas par cette ouverture mais par la fistule vésico-vaginale. On put ultérieurement exercer une traction assez forte sur la peau pour ne laisser nulle part la muqueuse vésicale exposée à la vue ; mais cela réduisit considérablement le calibre du canal.

15 *mai*. — La fistule vésico-vaginale fut fermée et la malade quitta l'hôpital en excellent état si ce n'est que l'ouverture sus-pubienne était plus petite que l'auteur n'aurait voulu.

7 *novembre*. — La malade revint pour faire agrandir l'ouverture : ce qui fut fait le 13 novembre et le 3 janvier 1895 la malade s'en alla, munie d'un appareil construit pour elle, appareil recueillant le trop plein de l'urine.

Obs. XXV. — Trendelenburg.

Insuccès. On dut pratiquer ultérieurement le colpocleisis.

Obs. XXVI. — Trendelenburg.

Insuccès. On dut pratiquer ultérieurement, comme dans le premier cas, le colpocleisis.

Obs. XXVII. — Trendelenburg, 1888. *Deutsche med. Woch.*, 23, p. 518, 1893.

Le 1er juillet courant, sur le conseil du Dr Zumwinkel, vint me trouver une femme de 44 ans, d'origine polonaise et qui avait de l'incontinence d'urine depuis un accouchement remontant à une quinzaine d'années. L'enfant (le cinquième) avait dû être extrait par le forceps.

L'examen génital de la malade donna les résultats suivants :

A la paroi antérieure du vagin, à droite de la ligne médiane, était une perte de substance dont le grand axe était dirigé de droite à gauche et d'avant en arrière. La longueur de cette perte de substance était celle d'un noyau de prune et permettait l'introduction de la pulpe de l'index dans la cavité vésicale. La moitié droite du col manquait et le reste était profondément situé, si bien qu'il était impossible d'introduire une sonde dans le canal cervical, comme il était impossible également, par suite d'adhérences inflammatoires, d'abaisser l'utérus et d'amener en bas la partie supérieure des bords de la fistule.

Opération le 2 juillet 1888.

Chloroformisation. — Position élevée du bassin, emploi de l'appareil d'Eschbaum. Incision de 10 centimètres faite transversalement en suivant le bord supérieur de la symphyse. Désinsertion des muscles droits. Ouverture de l'espace prévésical, introduction d'un cathéter dans la vessie. Incision transversale de cinq centimètres dans la paroi antérieure de la vessie au-dessous du cul-de-sac péritonéal.

La lèvre supérieure de la plaie vésicale est fixée à la lèvre correspondante de la plaie cutanée par quelques fils qui, alourdis par des pinces, écartent le bord de la plaie en bas et latéralement. On voit alors entre les deux uretères, plus près du droit que du gauche, la perte de substance vésicale. A la partie supérieure des bords de la fistule intimement unis au col, on peut introduire une sonde utérine qui se dirige en haut et à gauche.

Les bords de la fistule sont avivés en enlevant une bande de muqueuse vésicale et cervicale. Cette bandelette de muqueuse vésicale a comme largeur 1 centimètre à gauche, à droite 5 ou 6 millimètres seulement à cause de l'uretère.

Six points au crin de Florence avec nœuds et serre-nœuds ordinaires. La seule difficulté qu'il y ait dans l'avivement est de bien voir l'orifice des uretères pour les éviter. Dans ce but, nous introduisons au préalable une sonde dans chaque uretère.

La consolidation des nœuds est aussi facile à faire que pour toute autre suture cutanée. Après fermeture de la vessie, l'ouverture du canal utérin est reportée naturellement dans le vagin.

Enfin on enlève les sutures provisoires de la partie antérieure de la vessie et on réunit la plaie vésicale par des points simples et une petite suture de Lambert. On laisse au milieu une petite ouverture par laquelle on introduit un drain vésical en forme de T. Lavage vésical au sublimé à 1/5000. Suture cutanée en ménageant une ouverture pour le drain.

La malade est couchée dans le décubitus latéral.

Température la plus élevée, 38,4. Urine peu trouble ; 18 jours après l'opération, on enlève le drain vésical. Trois semaines après, il ne s'écoule plus d'urine par la fistule et l'urine peut être retenue une demi-heure ; quatre semaines après l'opération, la malade retient ses urines pendant une heure. Sept semaines après le jour de l'opération, la plaie est cicatrisée et les urines peuvent être retenues pendant deux à trois heures.

Souffrances extrêmes éprouvées par la malade, après qu'elle eut quitté la clinique, M. le Dr Zumwinkel dilata l'urèthre et fit l'extraction de quelques concrétions qui s'étaient déposées sur les nœuds de suture intra-vésicaux. Cette suture a toujours bien tenu et la continence est parfaite.

Obs. XXVIII.— *An operation forvesico-vaginal fistula throught a supra pubic oper in the Bladder.* — Mac Gill, *Lancet*, vol. II, 1820, p. 2.

F. S..., âgée de 50 ans, fut admise à l'infirmerie de Leeds et confiée à mes soins, le 17 septembre 1889. Elle souffrait d'une rétention d'urine.

Depuis 27 ans elle prenait du laudanum à raison d'une once et demie par jour. Sa santé était bonne et ce n'était que depuis cinq mois avant son admission qu'elle présentait des symptômes urinaires: elle indiquait une difficulté dans la miction, qui était douloureuse et parfois sanguinolente. Les symptômes augmentèrent graduellement d'intensité au point de donner lieu à une rétention complète, sept jours avant son entrée à l'infirmerie, mais elle fut soulagée par de la miction par regorgement.

Au moment de son admission, la vessie était très distendue. Il y avait une masse dure, nodulaire, qui s'étendait depuis le méat urinaire jusqu'à la paroi antérieure du vagin et occupait le plancher de l'urèthre s'étendant jusqu'à la base de la vessie.

Une sonde de femme fut introduite avec quelques difficultés et quelques pintes d'urines furent évacuées.

La rétention se reproduisit. La malade n'était soulagée que par de fréquents cathétérismes, ce qui occasionna beaucoup de douleurs et quelques hémorrhagies.

Il fut résolu, en conséquence, de pratiquer l'ablation de la tumeur, de fermer la fistule vésico-vaginale ainsi formée en laissant une ouverture supra-pubienne.

Le 27 septembre, les poils du pubis ayant été rasés, la patiente qui était une femme très mince, fut placée dans la position *intervertie* en la suspendant par les genoux à une barre fixée à la table d'opération et en faisant supporter ses reins par des oreillers. Sa tête fut placée du côté d'une fenêtre, dont toute la lumière tombait par suite sur l'abdomen. La vessie fut alors distendue avec 12 onces d'une solution boriquée. Une incision transversale à environ un pouce et demi au-dessus du pubis et de trois pouces de longueur fut faite, divisant à la fois et la peau et les muscles droits; la vessie fut mise à jour, fixée par un ténaculum et ouverte transversalement ; elle fut fixée à la partie profonde de la paroi abdominale et préservée ainsi d'une chute dans le bassin par trois sutures.

La malade fut ensuite placée dans la position de la lithotomie et un spéculum en bec de canard fut introduit dans le vagin. La tumeur pressée en bas par les doigts d'un assistant passa à travers l'ouverture suspubienne et fut enlevée par les scalpels et les ciseaux. Cela dura plus de temps qu'on ne le pensait. Les deux tiers inférieurs de la circonférence de l'urèthre aussi bien qu'une partie de la base de la vessie étaient intéressés et lorsque l'ablation fut complète, il se trouva qu'une ouverture laissant passer deux doigts avait été faite. Cette ouverture fut fermée par des sutures de soie fine passées à travers la paroi vaginale ; les bords furent réunis avec difficulté et il y avait une grande tension dans les sutures. La malade fut remise alors dans la position *intervertie* et la brèche vésicale fut fermée par un catgut fin. En dernier lieu la boutonnière vésicale hypogastrique fut fermée à chaque bout, un orifice étant laissé assez large pour admettre un tube à drainage. Les muscles droits furent suturés ensemble et la plaie cutanée réunie excepté au centre. En injectant la vessie on trouva que l'ouverture du vagin était imperméable. L'examen anatomo-pathologique démontra qu'il s'agissait d'un épithélioma.

Par la suite les choses se passèrent ainsi.

A l'examen pratiqué au bout d'une semaine, on constata que la partie postérieure de la suture vésico-vaginale n'avait pas tenu et qu'il existait en ce point une fistule à travers laquelle un doigt pouvait passer.

L'ouverture sus-pubienne se ferma lentement, mais celle de la vessie fut maintenue béante au moyen d'un tube introduit par intervalle. La vessie et le vagin furent lavés deux fois par jour par l'ouverture sus-pubienne avec une solution boriquée.

Le 3 novembre, 37 jours après l'opération, la fistule vésico-vaginale était complètement guérie et toute l'urine s'échappait par l'ouverture supra-pubienne. La malade fut munie d'un urinal et envoyée à notre maison de convalescence.

Le 4 janvier 1890 elle revint à l'infirmerie et on trouva que l'urine s'échappait encore à côté du tube urinal. Il n'y avait pas de récidive de la tumeur. Le 18 janvier la malade fut renvoyée chez elle.

Obs. XXIX. — Mac Gill, *loc. cit.*

E. A. W..., âgée de 17 ans, fut admise à l'infirmerie de Leeds et confiée aux soins du docteur Braithwaite le 3 janvier 1890. Sachant que je m'intéressais à la question, le docteur Braithwaite la transféra aimablement dans mon service. Cette femme avait été délivrée par le forceps le 23 novembre 1889 après un travail de quarante-huit heures. Depuis lors, toutes ses urines passaient par le vagin. A l'examen, on constatait que le périnée était déchiré jusqu'à l'anus. Il y avait une fistule vésico-vaginale assez large pour admettre le bout de l'index et située immédiatement en avant de l'orifice externe de l'utérus. Le 11 janvier la malade fut placée dans la position intervertie et la vessie ouverte transversalement et fixée à la paroi abdominale comme il a été dit à propos du cas précédent. Il était forcément impossible de distendre le réservoir urinaire. Une spatule de cuivre fut introduite dans la vessie de façon à relever sa paroi antérieure. Grâce à l'emploi d'une petite lampe électrique placée contre la spatule l'intérieur de la cavité aussi bien que la fistule furent parfaitement éclairés.

La fistule étant fixée et relevée par les deux doigts d'un assistant introduits dans le vagin, les bords furent avivés. Quatre sutures au catgut chromé furent passées très aisément à travers la membrane muqueuse et la fistule fut ainsi complètement fermée. Pour une plus grande sauvegarde, la malade fut placée dans la position de la lithotomie et quatre sutures à la soie fine furent passées comprenant tous les tissus, à l'exception de la membrane muqueuse de la vessie.

L'ouverture sus-pubienne fut fermée par une suture à trois étages pour la vessie, les muscles et la peau, une ouverture étant laissée au milieu de l'incision pour le passage du drain.

Les suites opératoires furent en tout point satisfaisantes.

Le cinquième jour on enleva le tube à drainage ; le huitième jour, la malade perdit un peu d'urine par l'urèthre ; au bout de quinze jours, les sutures vaginales furent enlevées En moins d'un mois, l'ouverture sus-pubienne était complètement fermée et, le 13 février, la malade retourna chez elle, pissant naturellement et complètement guérie.

Obs. XXX. — *Zur Operation der Blazen cervixifisteln von der Blasenhaus.* — Baumm, *Archiv für Gyn.*, 1870, t. XXXIX, p. 493.

Mme X..., journalière, multipare, fut prise d'incontinence d'urine au milieu de janvier dernier.

Trois semaines auparavant, elle fait un accouchement naturel très pénible, quatorze jours après avoir perdu les eaux.

L'enfant mort se présenta par la tête. Cette femme, de musculature moyenne fut atteinte d'infection puerpérale grave. Elle eut une fièvre intense et sa température moyenne fut de 40° centigrades. Les urines, ammoniacales s'écoulaient par le vagin et les dernières émises contenaient de petites masses et des lambeaux grisâtres. Urines chargées de sels. Dans la cavité vaginale, on trouve deux orifices : l'un central, par lequel l'extrémité du doigt pénètre dans la cavité utérine, l'autre, situé en avant et à droite, derrière une bride large d'un demi-centimètre, de la grandeur d'un marck et donnant accès dans la vessie. Les bords de ces deux trous sont formés de lambeaux déchiquetés, nécrosés. Le bassin de cette femme était fortement aplati. Il s'agissait évidemment d'une fistule vésico-cervicale dans laquelle toute la portion vaginale était détruite et les parties molles environnantes fortement endommagées.

L'état de la malade réclamait des soins, elle fut dirigée sur un hôpital.

Le 26 février de cette année, elle rentrait dans mon service. Quelques jours après, la fièvre cessa, mais la malade était faible et mourante. Toute l'urine passait dans le vagin.

Ce dernier offre l'aspect d'un large doigt de gant ayant deux ouvertures à son sommet. A travers le plus petit orifice, on peut introduire une courte tige dans le col de l'utérus. La fistule vésicale permet l'introduction de l'index dans le réservoir urinaire. La muqueuse de la paroi postérieure de la vessie fait hernie entre les lèvres de la fistule. Les parois du vagin étant en plus grande partie formées de tissu cicatriciel très adhérent aux plans sous-jacents, toute tentative faite pour attirer en bas l'utérus et la fistule n'amenait que des déchirures de ce tissu cicatriciel. Il fallait opérer cependant à la partie supérieure de cette fistule. Quel chemin prendre ? La voie nouvellement tracée par Trendelenburg semblait devoir donner ici les meilleurs résultats. L'état de la malade, extraordinairement affaiblie, n'était pas à considérer.

Sans doute le vagin est court, l'entrée est large et il ne paraît pas impossible qu'on puisse arriver au but par cette voie. Dans cet espoir je saisis la fistule par le vagin à l'endroit indiqué, mais il advint que j'avais mal apprécié les difficultés de l'opération, car l'avivement des lèvres de la fistule au fond de la cavité vaginale était extraordinairement difficile. L'application des points de suture, la réunion des bords de la plaie ne purent se faire dans de bonnes conditions malgré l'emploi des aiguilles et des porte-aiguilles les plus variés et je ne pus aboutir. La fistule fut fermée dans une certaine étendue, mais par la suite les bords se désunirent. Je ne m'illusionnai pas sur le mauvais résultat de mon intervention et je résolus de faire bientôt une nouvelle opération d'après la méthode de Trendelenburg.

L'opération fut faite le 17 avril de cette année, la fistule n'étant qu'à moitié obturée.

Préparatifs comme pour une laparotomie ; le vagin fut aussi désinfecté. Décubitus dorsal de la malade le bassin relevé, la partie inférieure du tronc étant, dans sa moitié droite, un peu plus élevée et la tête de la malade tournée vers la fenêtre. Je me suis servi d'une simple table d'opération en ayant soin de faire reposer la partie inférieure du tronc de mon opérée sur cette portion de la table où se place habituellement la tête.

Les jambes dépassaient complètement l'extrémité de la table ; elles furent maintenues par un aide qui les tenait par-dessus ses épaules, comme le décrit Trendelenburg.

Section transversale de la paroi abdominale dans une étendue de 8 à 10 centimètres ; au fond de l'espace prévésical on rencontre la paroi vésicale antérieure.

Après hémostase, section transversale de la vessie dans une étendue de 6 centimètres environ. Je fixe les bords de la plaie vésicale à ceux de la plaie abdominale.

Maintenant, je puis voir facilement le fond de la vessie. La fistule et l'embouchure de l'uretère droit étaient visibles ; quant à l'orifice de l'uretère gauche, il dut être recherché plus longtemps au moyen d'une sonde, avant d'être aperçu à gauche de la fistule. Il était caché et recouvert par la cicatrice résultant de la première opération. Il y avait encore dans cette petite cicatrice une toute petite fistule vésico-vaginale.

En somme il existait, comme la première fois, deux fistules placées entre les deux embouchures des uretères. Je fis une large incision en forme d'entonnoir qui circonscrivait les deux fistules. Grâce au bon éclairage du champ opératoire elle fut très facile à faire. Elle était large de 1 centimètre, un peu rétrécie cependant au niveau des embouchures des uretères.

Un aide repoussait par le vagin les portions qu'il fallait aviver. L'ouverture de l'uretère gauche, qui était difficile à voir, fut indiquée par une sonde introduite dans son orifice. La plaie fut réunie au moyen de fils de soie qu'on nouait dans le vagin. Dans ce but, les fils étaient munis, à leurs deux extrémités, d'une aiguille et ces dernières étaient passées ensuite de la vessie vers le vagin où elles étaient saisies par la main gauche de l'opérateur.

En traversant les bords de la fistule supérieure, une portion de l'aiguille passa à travers la paroi antérieure du col ultérin et sortit par l'orifice du col. La suture fut faite lorsque les huit points eurent été placés à l'aide du miroir de Simon.

Deux points de sutures furent mis un peu en dehors à droite et à gauche pour renforcer les autres sutures en cas de tiraillements trop considérables. Ensuite l'incision vésicale fut réunie par une double rangée de sutures en laissant une ouverture centrale destinée au passage d'un drain en forme de T.

La première rangée des sutures (fils de soie), comprenait toute l'épaisseur de la paroi vésicale. La deuxième rangée (en fils de soie aussi) fut placée d'après la méthode de Lembert en recouvrant complètement la première.

La vessie fut lavée au moyen du drain, avec une solution de sublimé faible, jusqu'à ce que le liquide ressortit limpide. Et quand nous fûmes convaincu, au moyen de pressions, qu'aucun liquide ne passait à travers les points de suture, la paroi abdominale fut réunie à droite et à gauche du drain par des sutures profondes à la soie ; on laissa une ouverture large comme le bout du doigt par laquelle l'espace prévésical fut tamponné avec de la gaze iodoformée.

On mit aussi dans le vagin un tampon de gaze iodoformée.

La malade fut portée dans son lit et placée de temps en temps tantôt sur le côté droit, tantôt sur le côté gauche, tant que la pression sur les trochanters n'était pas douloureuse.

Les souffrances qui résultaient de l'opération furent calmées par la morphine. Le cinquième jour, l'opérée fut placée dans le décubitus dorsal. La température, du troisième au sixième jour, s'éleva à 38°9. L'urine qui coulait par le drain était recueillie dans un urinal. Le bout du drain n'était pas coupé au ras de la plaie mais la dépassait de 15 centimètres environ, de façon que l'urine ne pût souiller ni la plaie, ni le lit. On pouvait s'assurer facilement de la perméabilité du drain.

Les tampons de gaze iodoformée furent laissés trois jours avant le premier pansement ; par la suite ils furent enlevés plus souvent.

La plaie abdominale ne fut pas aussi lisse que Trendelenburg le rapporte dans ses observations.

Malgré les fortes sutures passées à travers toute l'épaisseur de la paroi et malgré leur éloignement des bords de la plaie, le plus grand nombre d'entre elles avait manqué trois jours après l'opération. La rétraction des muscles droits était très considérable. La plaie abdominale bâillait dans toute son étendue... Elle se remplit de granulations et se ferma lentement. Du côté de la vessie, rien de remarquable ; à peine quelques douleurs.

Obs. XXXI. — Teynac, Thèse de Bordeaux, 1896.

A. S..., âgée de 27 ans et mariée depuis un an, fut admise à l'hôpital le 15 juin 1892. Ses parents ont eu une bonne santé; elle a sept frères ou sœurs, deux sont morts. Rachitisme à l'âge de trois ans. Chlorose. Réglée pour la première fois à 16 ans, les menstrues apparaissent aujourd'hui toutes les trois semaines, durent trois jours et sont précédées de douleurs lombaires. Le 24 avril 1892, elle donna naissance à son premier enfant. Autant qu'on ait pu le savoir (la femme n'étant pas internée dans notre Institut), l'enfant arriva à terme et bien développé. Chez cette primipare le travail dura quatre jours et n'eut d'anormal que sa durée.

A l'expiration de ces quatre jours, elle accouchait spontanément d'un enfant mort-né. Pas de fièvre, bonne santé durant les neuf jours qui suivirent; le neuvième jour, comme elle se levait, elle s'aperçut qu'elle perdait ses urines par le vagin. Elle nous dit par hasard qu'étant encore alitée elle avait transpiré beaucoup et avait ressenti quelques douleurs au niveau de l'abdomen et plus spécialement sur les côtés.

Elle se plaint maintenant de ne pouvoir retenir ses urines quand elle est couchée. Dans la station assise, la chose est possible dans une certaine mesure. Il y a aussi un écoulement muco-purulent par le vagin. Les fonctions digestives s'accomplissent régulièrement, l'apparence générale et l'appétit sont bons.

A l'examen on constate que le vagin contient une quantité d'urine semblant provenir d'une espèce de fente mettant en communication la vessie et le col et située à la partie supérieure et droite de la paroi antérieure du vagin. L'urèthre est normal, l'urine retirée par le cathéter est nuageuse, ne contient pas d'albumine et laisse déposer un sédiment où l'examen microscopique montre l'épithélium polygonal de la vessie.

L'urine, sanglante au début, devint claire et de réaction acide, à partir du cinquième jour sa réaction devint alcaline.

Le septième jour, une partie de l'urine passa par le vagin.

On ne sentait pourtant pas de fistule. Après avoir examiné *et écarté les sutures profondes*, on s'aperçut vers le onzième jour que l'urine passait à travers trois pertuis restés ouverts.

Quinze jours après l'opération, l'état était pire qu'auparavant.

La femme avait une grande plaie abdominale béante et l'urine s'échappait en haut et en bas.

Trois semaines après la malade se leva. L'espoir d'une guérison spontanée de ces fistules vaginales n'étant plus à chercher, on se mit à les cautériser avec du nitrate d'argent; deux d'entre elles guérirent d'abord, cinq semaines après l'opération.

La troisième étant restée rebelle à ce mode de traitement, six semaines après l'opération je l'avivai par le vagin et je la suturai par trois points de suture à la soie.

L'urine s'écoulait toujours par la fistule abdominale.

De cette façon la fistule vaginale guérit enfin.

La fistule abdominale persistait avec ses caractères. Neuf semaines après l'opération, la plaie abdominale était encore si large qu'il restait encore une surface grosse comme une fève, granuleuse, au milieu de laquelle était une ouverture qui conduisait dans la vessie.

La fistule, qui semblait ne pas vouloir se fermer elle-même, fut taillée, avivée en forme d'entonnoir et cousue.

La guérison ne vint pas. Pour la deuxième fois, la malade fut opérée ; je taillai mon lambeau en forme de tranche de melon et je réunis les bords de la plaie ; mais cette fois encore, insuccès.

La malade quitta l'Institut avec sa fistule abdominale. Au moyen d'un bandage compressif et grâce à l'écoulement habituel et fréquent des urines par l'urèthre, la situation est supportable.

Dans l'examen sous le chloroforme, fait deux jours plus tard, le 17 juin, on trouve que la paroi antérieure du col a presque disparu du côté droit et présente à cette place une dépression en entonnoir. Toutes les tentatives opérées pour ramener le col dans le champ de la vision furent inutiles ; ce qui restait de la paroi antérieure et le tissu adjacent étaient soudés à la cavité pelvienne par des adhérences inflammatoires. Une sonde courbée fut alors introduite dans l'urèthre, passée à travers la vessie et le col pour ressortir dans le vagin, établissant ainsi le diagnostic d'une fistule vésico-cervicale. De plus, il fut décidé à ce moment, étant donné l'impossibilité d'opérer par le vagin, en raison des adhérences anciennes et étendues, de pratiquer une « section » qui fut faite cinq jours plus tard.

Opération. — Le 22 juin la patiente fut éthérisée, et après un lavage soigné des parties génitales externes et du vagin, avec une solution de sublimé au 1/4000, elle fut placée dans la position de Trendelenburg. Le professeur Léopold, avec l'assistance du Dr Goldberg, fit une incision parallèle à la symphyse pubienne, longue de dix centimètres et une deuxième incision de longueur égale faisant avec la première un angle droit et le long de la ligne blanche. Les muscles droits furent écartés du bord supérieur du pubis, dans le but de mettre en vue la paroi antérieure de la vessie. Guidé par un cathéter passé dans la vessie, cet organe fut ouvert supérieurement sur sa paroi antérieure, dans une longueur de 4 centimètres ; cette incision fut agrandie au cours de l'opération.

Les lèvres de l'incision vésicale furent attachées à la paroi abdominale au moyen de deux sutures de soie provisoires. On put voir alors l'intérieur de la vessie ; un petit calcul léger, mesurant dans ses trois dimensions, 2 centimètres, 1 centimètre, 2 millimètres 1/2, fut enlevé. En continuant l'examen, on trouva que la fistule était haut placée sur le côté droit de la vessie, à l'opposé de la branche descendante du pubis du même côté, et qu'elle communiquait en ce point non seulement avec l'utérus, faisant ainsi une fistule vésico-cervicale, mais aussi avec le cartilage de la symphyse pubienne, par l'intermédiaire d'un trajet fistuleux irrégulier livrant passage à du pus.

L'urèthre fut trouvé normal et son orifice assez large pour admettre le doigt. Une tentative faite pour aviver les bords de la fistule échoua, car les tissus étaient devenus trop denses et adhéraient au pelvis ; par suite, il y avait peu de chances d'obtenir par la suture l'occlusion de cet orifice vieux et induré et un échec eût nécessité d'ailleurs la réouverture de l'abdomen pour une deuxième opération. Comme l'urèthre et les uretères se trouvaient au-dessous de la fistule, la méthode suivante fut employée. La fistule fut exclue de la vessie par la construction d'une nouvelle paroi formée au-dessous d'elle ; la vessie fut séparée de la symphyse par la dissection « and two flaps were made, the one from the original bladder incision, the other from the bladder wal starting beneath the fistula ».

La vessie fut alors arrosée avec une solution faible (1 0/0) d'acide borosalicylique et les bords des deux lambeaux furent réunis par le moyen de 36 sutures faites avec de la soie fine. Quelques-unes d'entre elles traversaient entièrement la paroi tandis que les autres respectaient la muqueuse. Il restait alors une vessie nouvellement construite de dimensions restreintes. La fistule était à l'extérieur de cette vessie, dans une poche située au-dessus du septum nouvellement fait. La vessie fut séparée du col sur le côté droit, afin de fermer l'ouverture existant en cet endroit, à l'aide de plusieurs sutures au catgut ; de la gaze iodoformée avait été poussée au préalable à travers l'orifice fistuleux dans le canal cervical pour assurer le drainage par le vagin.

Le trajet fistuleux conduisant à la symphyse pubienne fut sondé et on trouva que le cartilage articulaire était dans sa plus grande partie détruit et que les os en contact étaient cariés. L'article et le trajet fistuleux furent grattés soigneusement avec la curette de Wolkmann et ce qui restait sur le bord supérieur du cartilage pubien, après ce curettage, fut enlevé. Après toilette de ces parties, les symphyses furent rapprochées et réunies par des sutures à la soie et au fil d'argent. La poche laissée à l'extérieur de la nouvelle vessie fut alors fermée au moyen de profondes sutures au catgut et de gaze iodoformée. On plaça dans la profondeur de la poche un drain en gomme élastique s'étendant jusqu'à l'incision abdominale. Un second drain en gomme élastique fut placé dans l'ouverture des symphyses, et les deux drains furent suturés à la paroi abdominale. La plaie abdominale fut fermée et on ne laissa qu'une petite ouverture dans le voisinage de la symphyse, petite ouverture dans laquelle on entassa de la gaze iodoformée. La toilette usuelle fut faite et l'on plaça enfin dans la vessie un cathéter qui fut fixé par un point de suture à l'une des lèvres vaginales.

Le traitement consécutif fut le traitement aseptique usuel. Pendant deux jours seulement la température fut élevée : le soir de l'opération

(38°2), huit jours plus tard à la suite d'un dérangement d'entrailles (39°).

A part cela, la convalescence fut entièrement normale. Pour calmer la douleur on employa de petites doses de morphine et en raison d'un trouble des urines on pratiqua des lavages quotidiens de la vessie à l'eau distillée.

Après trois semaines, les fils d'argent furent enlevés. Au bout de quatre semaines, la malade quitta le lit et le cathéter fut placé dans la vessie la nuit seulement.

A cause de la carie symphysienne, la malade fut gardée à l'hôpital beaucoup plus longtemps ; elle le quitta le 6 septembre, deux mois et demi après l'opération. A cette époque, elle était capable de retenir les urines 2 ou 3 heures durant et sa vessie pouvait supporter 50 à 100 centimètres cubes d'urine. Pour ce qui est de la carie et de ses effets sur les dimensions du pelvis, on n'avait sous la main aucun moyen de déterminer jusqu'à quel point les dimensions du bassin avaient diminué, car la malade n'avait pas passé sa vie antérieure à la clinique.

Toutefois les mesures prises lorsqu'elle quitta l'hôpital sont : spinæ, 27 cent. 1/2 ; cristæ, 28 cent. ; trochanters, 33 cent. ; external conjugate, 16 cent. 1/2 et diagonal conjugate, 9 cent. 1/2.

En ce qui concerne les résultats de son travail prolongé, quoique naturel (carie et pus l'accompagnant et fistule vésico-cervicale), il n'est pas difficile d'en découvrir la cause : elle réside dans la pression prolongée de la partie se présentant, dans ce cas (4 jours), pression produisant, comme Schrœder l'a si bien établi, une ulcération et une mortification de la partie comprimée. Ce cas aussi confirme l'opinion de Spiegelberg que les fistules hautes sont généralement dues à une délivrance spontanée.

Obs. XXXII. — *Fistule vésico-vaginale et utérine très étendue. — Guérison.* — Bardenhauer.

Obs. XXXIII. — *Fistule vésico-vaginale. — Guérison.* — Bardenhauer.

Obs. XXXIV. — *Fistule uréthro-vésico-vaginale chez une fillette. — Taille sus-pubienne. — Fermeture de la fistule par la vessie. — Guérison avec persistance de la fistule uréthro-vaginale.* — Pousson, *Arch. prov. de chir.*, t. III, n° 12, 1894.

Antécédents. — H..., âgée de 6 ans, est une petite fille d'une chétive apparence. Il y a deux ans, mon excellent ami le professeur Piéchaud l'a opérée d'un calcul vésical qui, après avoir ulcéré la cloison vésico-vaginale, faisait saillie dans le vagin. Depuis cette époque, la malade perd constamment ses urines. A deux reprises différentes on a essayé d'oblitérer la fistule par le vagin, mais ces tentatives ont échoué.

Lorsque je vois pour la première fois la petite H... dans le service de la clinique chirurgicale des enfants en septembre 1892, je la trouve pâle, amaigrie, peu développée pour son âge. Elle passe toutes ses journées assise sur une chaise au lieu de jouer avec ses petites camarades, aussi est-elle profondément triste et la faiblesse de son intelligence tient peut-être en partie à l'isolement auquel elle est condamnée.

Examen des parties. — En l'examinant, je constate la présence d'un gonflement œdémateux considérable des grandes lèvres qui forment deux bourrelets saillants fermant la vulve. Les téguments qui recouvrent ces grandes lèvres sont sains, du moins dans la portion que l'on voit sans les écarter, mais au niveau de la commissure inférieure, l'écoulement incessant de l'urine a déterminé des ulcérations se prolongeant sur le périnée qu'elles ravinent profondément ; de la fourchette à l'anus s'étend un sillon ulcéré, profond, à bords taillés à pic et recouvert d'un enduit muqueux imprégné de sels calcaires. L'écartement des grandes lèvres montre leur face interne et toute la vulve tapissée d'une couche muco-purulente grisâtre, infiltrée de sels phosphatiques.

Introduisant le bout du doigt dans le vagin, je reconnais l'existence d'un orifice mettant en communication ce conduit et la vessie. Cet orifice admet l'extrémité du petit doigt qui pénètre dans le réservoir urinaire et est senti facilement à travers l'hypogastre déprimé. En arrière de l'angle postérieur de la fistule, il existe un éperon d'un centimètre de longueur environ, séparant cet angle postérieur du fond du vagin ; le conduit, malgré la dilatation antérieure exigée par les deux tentatives opératoires, n'a guère un diamètre supérieur à 2 centimètres 1/2 ; je ne puis donc voir que très imparfaitement la fistule, mais en examinant le vestibule, je constate *de visu* que la paroi inférieure de l'urèthre a été détruite et qu'une fistule uréthro-vaginale fait suite à la fistule vésico-vaginale. Les deux tentatives d'oblitération par le vagin faites par le professeur Piéchaud ayant échoué, je ne songe pas à les renouveler et je prends le parti d'opérer la petite malade en me créant une voie d'accès à la fistule par l'ouverture sus-pubienne de la vessie.

Opération. — Le 27 septembre 1892, la jeune H... est chloroformée. Le vagin, la vulve et l'hypogastre sont lavés et désinfectés à la solution de sublimé. Le vagin est distendu au moyen d'une boule de ouate entourée de gaze iodoformée, de manière à former un plan résistant permettant de mieux reconnaître les parties après l'incision de la paroi abdominale.

Cela fait, j'incise la paroi au-dessus du pubis sur la ligne médiane dans une étendue de 5 centimètres environ. La ligne blanche traversée, je reconnais la graisse jaune sous-péritonéale, qui est en faible quantité. Le tampon d'ouate mis préalablement dans le vagin n'offrant pas assez de résistance pour que je puisse relever le cul-de-sac péritonéal en grattant avec l'ongle la face externe de la vessie, j'introduis le doigt de la main gauche par le vagin dans le réservoir urinaire à la faveur de la fistule et sur ce doigt, soulevant la paroi antérieure, je relève le cul-de-sac du péritoine. Ce relèvement se fait bien, mais, malgré le soin que j'ai de mettre ma malade dans la position de Trendelenburg, la séreuse poussée par les anses intestinales tend à faire saillie dans le champ opératoire, aussi un aide sera-t-il obligé de la retenir à l'aide d'un rétracteur durant tout le cours de l'opération.

La paroi de la vessie bien mise à nu, je l'incise en me guidant sur mon doigt qui n'a pas abandonné sa cavité. Je donne à cette incision environ 4 centimètres de longueur et je passe de suite un fil de soie dans chacune de ses lèvres pour les soulever et les écarter.

Pendant que deux aides maintiennent ces fils suspenseurs, j'avive les deux lèvres de la fistule, je me sers pour cela d'un bistouri boutonné, au tranchant duquel mon doigt introduit dans le vagin présente successivement chacune de ces lèvres. L'avivement achevé, je dispose le fil du catgut dont j'ai résolu de me servir de la manière suivante : une aiguille à chas, presque droite, d'une dimension convenable et armée d'un catgut nº 0, est passée dans la lèvre gauche de la fistule à une bonne distance de son bord libre, puis son extrémité saillante dans le vagin est saisie avec une pince et entraînée hors de la vulve. Le fil de catgut ayant suivi, il en résulte qu'un de ses chefs sort par l'ouverture de la vessie et l'autre par la vulve. Pour ramener ce dernier chef de la vulve à l'ouverture de la vessie, après avoir traversé la lèvre droite de la fistule et lui faire décrire une anse vaginale, je procède comme suit. L'aiguille qui m'a servi tout à l'heure, armée cette fois-ci d'un fil de soie fin, est passée par l'ouverture hypogastrique à travers la lèvre droite de la fistule et entraînée hors de la vulve comme l'a été précédemment le fil de catgut traversant la lèvre gauche. Le chef du fil de soie débarrassé de son aiguille est mené au chef correspondant du fil de catgut et finalement ce fil, ramené par des tractions par l'ouverture vésicale, passe par la lèvre droite de la fistule et forme une anse vaginale embrassant la fistule dans sa concavité. Deux autres fils de catgut sont passés par le même artifice en avant du premier et pour affronter les lèvres de la solution de continuité il ne reste plus qu'à nouer les chefs respectifs de chacun des fils dans l'intérieur de la vessie, ce que je fais sans grande difficulté.

La fistule vésico-vaginale étant de la sorte oblitérée, je procède à la reconstitution de la paroi inférieure de l'urèthre. Je commence d'abord par refaire le méat, ce qui est très facile grâce à l'existence de chaque côté d'une petite languette de tissu, dont je n'ai qu'à aviver et à suturer les bords à l'aide de deux crins de Florence très souples. La réfection du corps du canal est plus difficile ; j'y parviens cependant en avivant longitudinalement la paroi du vagin de chaque côté de la gouttière uréthrale et en les affrontant au moyen de fils de soie plats passés avec des aiguilles très courbes. Une sonde de caoutchouc préalablement passée dans la vessie a servi de moule à ce canal et elle assurera la sortie des urines jusqu'à la réunion des parties. Pour assurer mieux encore cet écoulement, je place dans l'orifice hypogastrique de la vessie un tube de Guyon-Perier de faible calibre. Je suture au-dessus et au-dessous de ce tube la vessie d'abord, puis les muscles droits au catgut et enfin les téguments au crin de Florence. Saupoudrage de la plaie à l'iodoforme, bourrage du vagin à la gaze iodoformée, enveloppement ouaté.

Suites et résultats. — Les suites furent des plus simples. La malade, malgré sa faible constitution, supporta très bien le choc opératoire ; la température monta de quelques dixièmes de degré les trois premiers jours sans dépasser 38°, puis tout rentra dans l'ordre.

La sonde placée dans l'urèthre et le tube sortant par l'hypogastre fonctionnèrent régulièrement ; au neuvième jour, je les enlevai tous les deux.

Pendant quelques jours, l'urine s'écoula à la fois par l'hypogastre et l'urèthre. Ce dernier me paraissait cependant parfaitement reconstitué au point de vue anatomique, lorsque vers le quinzième jour les lèvres de la plaie uréthrale se désunirent. Quant à la fistule vésico-vaginale proprement dite, ses bords se maintinrent réunis. Je pus en effet m'assurer, en portant le doigt dans le vagin, que l'éperon séparant ce conduit de la vessie, qui avant l'opération mesurait un centimètre de longueur, avait approximativement plus de 4 centimètres et qu'il était impossible à l'extrémité de mon petit doigt de pénétrer dans la vessie. Au lieu de s'écouler par une large brèche dans le vagin, l'urine s'échappait par un orifice admettant une sonde n° 20, orifice représentant en quelque sorte le col de la vessie dépourvu d'urèthre.

Je me proposai de tenter à nouveau la reconstitution du canal, mais je n'ai pas eu occasion de revoir la petite malade.

Obs. XXXV. — Duplay, *Bull. Acad. méd.* (séance du 19 novembre 1896).

Femme de 31 ans, domestique. Réglée à 13 ans, elle a eu trois grossesses menées jusqu'à leur terme, et dont la dernière, il y a quatre ans, s'est terminée par un accouchement long et laborieux qui a été le point de départ d'accidents divers : prolapsus léger, métro-salpingite, périmétrite et périsalpingite.

Entrée à l'hôpital Beaujon, au mois de décembre de l'année dernière, la malade fut opérée d'hystérectomie vaginale, au cours de laquelle il y eut blessure de la vessie, suivie de la production d'une fistule vésico-vaginale.

La malade quitta l'hôpital le 15 février dernier pour entrer le même jour dans mon service à l'Hôtel-Dieu.

Elle perdait involontairement toutes ses urines par le vagin ; cependant il arrivait parfois que, dans certaines positions, une petite quantité d'urine s'accumulait dans la vessie et était rendue par miction volontaire.

L'examen au spéculum me permit de constater l'existence d'une ouverture fistuleuse, occupant la partie la plus élevée de la paroi vésico-vaginale, située transversalement et mesurant environ 2 centimètres et demi dans ce sens, et un demi à un centimètre dans le sens antéro-postérieur. L'orifice de communication avec la vessie était placé au fond d'un infundibulum assez profond, mais on parvenait sans trop de difficulté à le mettre à découvert.

Quoique l'accès de cette fistule ne fût pas très aisé, il me parut néanmoins qu'il serait possible d'en pratiquer l'avivement et la suture par le vagin.

A la fin du mois de mars, je procédai à l'opération. J'éprouvai, à la vérité, quelques appréhensions relativement au danger possible de l'avivement du bord de la fistule correspondant au cul-de-sac vaginal, et j'avais lieu de craindre qu'à ce niveau, l'utérus manquant, la paroi vaginale ne fût très mince et très voisine du péritoine. Je commençai l'avivement de ce côté, mais quoique procédant avec les plus grandes précautions, et cherchant un avivement aussi superficiel que possible, j'avais à peine donné quelques coups de bistouri que je vis un petit peloton graisseux faire hernie dans le vagin. Soupçonnant que c'était une frange épiploïque, je repoussai ce peloton graisseux, et immédiatement à sa place vint faire saillie une petite portion d'intestin, facile à reconnaître à sa coloration. En repoussant l'intestin avec un stylet, je constatai que, comme je l'avais craint, le fond du vagin à ce niveau n'avait guère plus d'un millimètre d'épaisseur.

Renonçant à poursuivre l'opération, je fermai la petite perforation avec deux points de suture ; je nettoyai et désinfectai avec soin le vagin qui fut tamponné à la gaze iodoformée. Sonde à demeure dans la vessie. Aucune suite fâcheuse. Mais la fistule persistait dans le même état.

Abandonnant l'idée de traiter celle-ci par l'avivement et la suture, je fis plusieurs tentatives pour obtenir par la cautérisation soit au thermo, soit au galvano-cautère, soit avec les acides, une surface granuleuse que j'aurais ensuite réunie par quelques points de suture. Mais rendu timide par la connaissance de l'extrême minceur de la paroi vaginale, je ne pus jamais produire des eschares suffisantes pour fournir une plaie susceptible d'être réunie par seconde intention. C'est alors que je me décidai à pratiquer la suture intra-vésicale de la fistule, après cystotomie sus-pubienne.

Opération pratiquée le 15 juillet avec le concours de M. Clado.

Après les précautions d'usage : bain, purgatif, antisepsie de la région abdominale, de la vulve et du vagin, la malade étant soumise aux inhalations d'éther, et placée dans la position de Trendelenburg, on commence par laver la vessie avec de l'eau boriquée, puis on garnit le vagin de gaze iodoformée, et enfin on place dans le rectum le ballon de Petersen qui est distendu modérément.

La vessie reste à peu près vide et ne renferme qu'une très petite quantité de liquide.

Incision médiane, immédiatement au-dessus du pubis, de 10 à 12 centimètres. On arrive sans difficulté sur la vessie, que l'on ponctionne d'abord ; puis on agrandit l'incision et l'on place de chaque côté, à travers toute l'épaisseur de la paroi vésicale, trois fils suspenseurs.

L'incision vésicale est assez longue et ne mesure guère moins de 10 centimètres. On découvre aussitôt, et avec la plus grande facilité, la fistule placée transversalement au niveau du bas-fond de la vessie, de forme ovalaire, présentant environ 2 centimètres et demi dans son plus grand diamètre, et 1 centimètre dans le diamètre antéro-postérieur. Elle est située au fond d'un infundibulum peu profond, ses bords sont minces, violacés.

A l'aide d'une longue pince à dents de souris et d'un bistouri courbé sur le plat, on procède peu à peu au décollement de la muqueuse vésicale, que l'on sépare de la paroi vaginale. Ce décollement circulaire, qui a pour effet de dédoubler le pourtour de la fistule, est fait largement et dans une étendue d'au moins 1 centimètre, sans qu'il y ait d'écoulement de sang notable.

Ce premier temps opéré, il ne reste plus, avant de procéder à la suture, qu'à aviver légèrement les bords de la bande annulaire résultant du décollement. Cet avivement se fait avec des ciseaux courbes et se borne à l'excision d'une petite étendue du bord libre de la muqueuse décollée, n'excédant pas 2 millimètres.

La suture comprend deux plans : l'un portant sur la paroi vaginale, l'autre sur la paroi vésicale. La première devant rester extra-vésicale, est faite avec la soie et à l'aide d'une aiguille courbe ordinaire. On place ainsi dans le sens antéro-postérieur trois points de suture qui, une fois serrés, ferment déjà très hermétiquement la fistule du côté du vagin.

Pour la suture de la muqueuse vésicale, on se sert de catgut moyen, que l'on passe avec l'aiguille de Reverdin courbe. Trois fils sont placés d'avant en arrière, comme les fils de la suture profonde.

Lorsque cette suture est achevée, la fistule se trouve exactement fermée du côté du vagin et du côté de la vessie, où elle apparaît maintenant sous l'aspect d'une ligne transversale dont les bords sont exactement rapprochés et forment une légère saillie sous forme de crête.

Ce temps capital de l'opération étant achevé, on procède à la réunion de la plaie hypogastrique et de la plaie abdominale.

Deux plans de suture réunissent la plaie vésicale : l'un sur la muqueuse, l'autre sur la musculeuse ; tous les deux au catgut.

Pour la plaie de la paroi abdominale, on réunit d'abord par un surjet au catgut le tissu cellulo-adipeux prévésical et les couches musculaires profondes, puis par des points séparés au fil d'argent les muscles et la peau. Un petit drain est placé à l'angle inférienr de la plaie abdominale.

Pansement à la gaze iodoformée et à la ouate, légèrement compressif. Mèche de gaze iodoformée dans le vagin. Sonde de Sims à demeure.

Les suites de l'opération ont été des plus simples. La température n'a jamais dépassé 38 degrés. Le malade a peu souffert. Le petit drain laissé à l'angle inférieur de la plaie abdominale a été enlevé le troisième jour.

La gaze qui remplissait le vagin, extraite avec précaution le quatrième jour, n'était pas souillée d'urine et a été renouvelée. Les fils d'argent ont été enlevés le neuvième jour ; la plaie a été réunie, sauf au niveau du drain, ainsi que nous le dirons.

La sonde de Sims a été assez mal supportée, mais cependant on a pu la conserver jusqu'au quinzième jour.

Aucun écoulement d'urine par le vagin depuis l'opération. La malade, qui éprouva d'abord des besoins très fréquents, arrive peu à peu aux conditions de la miction normale.

Nous devons seulement mentionner l'incident suivant : le trajet du drain placé à l'angle inférieur de la plaie abdominale, qui ne s'était pas cicatrisé, après avoir donné issue pendant quelques jours à un liquide muco-purulent assez abondant, a laissé écouler, vers le quatorzième jour, une petite quantité d'urine. Mais cette fistule vésico-hypogastrique s'est rapidement fermée, et le 9 août, c'est-à-dire moins d'un mois après l'opération, la malade quittait mon service entièrement guérie et conservant à peine un peu de ténesme vésical.

Nous avons reçu de ses nouvelles encore tout récemment et la guérison ne s'est pas démentie. La santé générale, qui laissait beaucoup à désirer, est aussi devenue excellente.

En terminant, je veux seulement appeler l'attention d'une façon toute particulière sur le manuel opératoire suivi dans le cas précédent, c'est-à-dire sur le mode d'avivement et de suture. Le dédoublement de la paroi vésico-vaginale, au pourtour de la fistule, les deux rangs de suture, l'une profonde et extra-vésicale, l'autre superficielle et intra-vésicale, me paraissent, en effet, devoir être adoptés à l'avenir comme le seul procédé capable d'assurer le succès de l'opération.

Obs. XXXVI. — *Fistule vésico-vaginale haut placée traitée par l'avivement direct, grâce à la voie ischio-rectale. — Résultat incomplet.* — Michaux (Communication au 6e *Congrès de chirurgie*).

Le 2 novembre 1891, entrait à Beaujon, dans le service du Dr Léon Labbé, une femme de la campagne âgée de 39 ans, atteinte d'une fistule vésico-vaginale, située auprès du col de l'utérus et inaccessible par les voies naturelles.

Cette femme a eu cinq grossesses ; sa fistule date du dernier accouchement, qui s'est effectué le 14 janvier 1889.

La couche a été des plus laborieuses ; l'extraction de l'enfant en présentation de l'épaule, a nécessité une application de forceps des plus difficiles, et, dès le lendemain de son accouchement la malade s'aperçoit que l'urine s'écoule par le vagin. Consécutivement la malade dut garder le lit pendant 6 semaines, et elle ne fut complètement rétablie qu'au bout de trois mois. L'infirmité ne s'était en rien modifiée et la malade perdait toute son urine par le vagin.

A son entrée à l'hôpital, nous constatons l'écoulement de l'urine par le vagin, et en examinant ce canal nous le trouvons cloisonné dans sa partie supérieure.

Ce cloisonnement naturel, que l'on croirait volontiers chirurgical, unit les deux parois antérieure et postérieure ; il est incomplet à ses deux extrémités latérales, où se trouvent deux orifices du calibre d'une plume d'oie, orifices cicatriciels par lesquels il est impossible d'introduire le petit doigt et de s'assurer de l'état des désordres profonds.

Le 15 janvier 1892, dans un premier temps préliminaire, ce cloisonnement est sectionné, la cicatrisation se fait rapidement sous un tampon de gaze iodoformé. On constate alors, non sans peine, l'existence au fond du vagin d'une fistule vésico-vaginale considérable, juxta-cervicale et même cervicale. Le doigt introduit dans le vagin, sent une sonde placée dans la vessie, et sort par l'orifice fistulaire, que l'on n'avait pu voir, quelle que fût la position donnée à la malade.

La fistule est située au fond d'un entonnoir dont le sommet vésical est situé très haut et très avant vers la symphyse pubienne et dont les parois cicatricielles et rigides adhèrent en grande partie à la ceinture osseuse pubienne.

Nous ne pouvons déterminer par le toucher ni par la vue quelle est la situation exacte du col utérin par rapport à la fistule ; nous supposons, d'après les sensations fournies par le toucher, que la fistule est juxta-cervicale, et que le col de l'utérus est venu se placer et s'ouvrir dans la fistule qu'il comblerait en partie. Nous verrons tout à l'heure qu'il n'en est pas absolument ainsi.

Malgré toutes ces difficultés, je veux tenter l'opération directe par le vagin ; mais après une heure de tâtonnements dans toutes les positions possibles (décubitus latéral, position genu-pectorale, position de la taille), je me vois obligé de renoncer à aviver convenablement la fistule, à la rendre plus accessible ; avec les aiguilles les plus variées, il est impossible de placer un seul point de suture.

La malade est reportée dans son lit et nous laissons passer un mois avant d'intervenir à nouveau pour laisser aux tissus le temps de se remettre et de reprendre une nouvelle fermeté.

Il ne me restait plus alors d'autre ressource que l'opération palliative, l'occlusion vaginale ; M. Labbé, qui avait bien voulu me laisser le soin d'opérer cette malade, m'engageait beaucoup à la faire.

Mais cette opération palliative ne me convenait qu'à moitié ; elle soulevait sans cesse dans mon esprit les objections peut-être un peu théoriques que j'indiquais au début de ce travail, et c'est dans cet état d'esprit, qu'explorant à nouveau la malade couchée sur le côté, je fus un jour très frappé de la facilité avec laquelle j'arrivais à travers la graisse de la fosse ischio-rectale à mettre en contact un doigt placé dans le vagin et un autre déprimant les parties molles de cette région ischio-rectale. L'idée me vint aussitôt qu'il serait peut-être possible d'aborder directement cette fistule en passant par la fosse ischio-rectale et en ouvrant le vagin à sa partie supérieure, au voisinage du col de l'utérus. Quelques livres consultés à ce sujet ne me révélèrent aucune tentative de ce genre pour le traitement des fistules vésico-vaginales ; je répétai l'opération deux ou trois fois sur le cadavre et je fus supris du jour qu'elle donnait pour aborder la région antérieure et juxta-cervicale du vagin.

Le 7 mars, j'appliquai ce procédé opératoire à ma malade : la femme étant couchée sur le côté gauche, les cuisses fléchies, la droite un peu plus que la gauche, je fis sur le côté droit une incision antéro-postérieure parallèle à la ligne médiane et à un travers de pouce au-dessus de cette ligne.

Cette incision me conduisit à travers la fosse ischio-rectale jusqu'à la partie supérieure de la face latérale du vagin, que j'ouvris en son milieu dans une étendue de 4 à 5 centimètres. Par cette boutonnière vaginale supérieure, dont les lèvres étaient maintenues, écartées par des pinces à forcipressure, je pus enfin apercevoir la fistule, constater qu'elle était juxta-cervicale et apercevoir l'orifice minuscule du col utérin difficilement reconnaissable. De plus il me fut possible d'aviver cette fistule à parois cicatricielles et adhérentes, de la détacher des os auxquels elle était fixée et finalement de la fermer par 7 ou 8 points de suture au fil de soie.

L'incision vaginale fut ensuite fermée par un surjet à la soie, un tampon iodoformé placé dans le vagin ; la plaie ischio-rectale drainée par une petite mèche de gaze, et l'incision cutanée refermée par des points superficiels et profonds aux crins de Florence.

Le résultat n'a pas été complet du premier coup, mais la fistule a été fermée dans une grande partie de son étendue, surtout dans sa partie difficile à aborder, et je ne désespère pas d'arriver à la fermer totalement soit par le vagin, soit par la voie que j'ai suivie.

Sans doute, si le résultat eût été complet dès la première opération, la démonstration serait évidente, mais on voit combien ces fistules à bords indurés sont difficiles à guérir par une seule opération.

Obs. XXXVII. — *Fistule vésico-vaginale compliquée d'oblitération cicatricielle de l'orifice vésical de l'urèthre. — Guérison.* — Berger, *Annales de gynécologie*, 1897.

La femme M... m'a été adressée à l'hôpital Lariboisière, le 13 novembre 1894, comme atteinte de fistule vésico-vaginale. Elle est âgée de 54 ans, vigoureuse, de bonne apparence ; elle se présente, en effet, toute inondée d'urine, avec un érythème assez intense de la face interne des cuisses et des parties génitales externes, qui ne présentent pas de déformation apparente.

Le toucher fait reconnaître un vagin spacieux, assez souple, sur la face antérieure duquel on sent une très large perforation, à contours cicatriciels, entourés de quelques brides fibreuses s'étendant aux parties latérales. Cet orifice laisse aisément passer deux doigts dans la vessie. Il est séparé de la lèvre antérieure du col par une étendue de 1 centimètre au moins ; à ce niveau, la paroi vaginale paraît normale.

L'introduction d'une valve, la malade étant couchée sur le côté gauche, découvre sur la face antérieure du vagin, cette perte de substance au travers de laquelle la paroi vésicale antérieure fait largement prolapsus. La perforation mesure environ 8 centimètres de diamètre vertical sur 4 de diamètre transversal; ses bords sont nettement cicatriciels, mais la transformation cicatricielle ne s'étend pas autour d'eux dans une étendue de plus de quelques millimètres ; au delà, les parois vaginales présentent leur aspect normal et la muqueuse est souple et mobile. Après avoir réduit le prolapsus de la vessie et l'avoir maintenu avec une éponge, on constate néanmoins que la perforation présente une béance permanente et que les tractions modérées ne permettent pas d'amener au contact ses bords opposés.

Le méat urinaire est normal, mais une sonde introduite dans l'urèthre est arrêtée au niveau de la jonction du canal avec la vessie. En insistant un peu, on voit, par la perforation, l'extrémité de la sonde qui fait saillir la muqueuse vésicale dans l'intérieur de la vessie à un peu moins de 1 centimètre du bord inférieur de la fistule. Les stylets les plus fins introduits dans le canal ne peuvent trouver de passage ; l'inspection directe de la surface interne de la vessie à ce niveau démontre qu'il y a une oblitération complète de l'orifice vésical de l'urèthre, due évidemment à une destruction du col de la vessie.

Inutile de dire que la fistule donne passage à la totalité des urines. Celles-ci sont normales et les reins ne sont nullement altérés. La santé générale est excellente.

L'origine de cette lésion remonte à quelques mois ; le 23 juin de la même année, la malade accouchait de son septième enfant. Tout ce que nous savons, c'est qu'elle était restée vingt-trois heures en travail ; qu'elle fut ensuite plusieurs jours dans un état grave, et que, dès qu'elle eut conscience d'elle-même, elle s'aperçut qu'elle perdait par le vagin la totalité de ses urines.

Quelles que fussent les chances que l'on eût d'obtenir la réparation de lésions aussi étendues et aussi complexes, et quoique la destruction certaine du col vésical rendit très improbable le retour à un état fonctionnel satisfaisant, la première chose à faire était de rétablir la communication de l'urèthre avec la vessie.

Restauration de l'orifice vésical de l'urèthre. — Le 22 décembre 1894, un cathéter Béniqué de gros volume fut introduit dans le canal et poussé avec une certaine force le plus haut possible, de manière à faire saillir fortement dans la vessie la cloison qui séparait celle-ci de l'urèthre. Le bord inférieur de la fistule étant abaissé avec des crochets mousses, j'incisai dans l'étendue de 1 centimètre la muqueuse vésicale sur cette saillie ; la muqueuse étant assez mobile à ce niveau, les bords de l'incision s'écartèrent, et le bout de la sonde, refoulant la cicatrice uréthrale, vint faire saillie dans leur intervalle. De chaque côté de cette saillie, je passai une anse de fil prenant toute l'épaisseur de la paroi uréthrale et dont la partie moyenne était située dans le canal même ; puis j'incisai largement entre ces deux anses de fil, sur le bec de la sonde, la paroi uréthrale.

L'extrémité de l'urèthre étant maintenue béante dans la vessie par la traction exercée sur ces deux anses, de chaque côté, je cherchai dans l'urèthre le plein de l'anse avec un crochet, je l'attirai à l'extérieur, je le coupai, et j'eus ainsi quatre fils, traversant la paroi de l'extrémité du canal et qui repris, et passés au travers de la muqueuse, me permirent d'assurer par ces quatre points de suture l'union de la muqueuse vésicale et de la muqueuse uréthrale. J'ajoutai encore quelques points intermédiaires et, la continuité du canal de l'urèthre et de la vessie étant ainsi rétablie, je plaçai une sonde à demeure de de Pezzer que je laissai en place 52 jours. L'orifice vésical de l'urèthre ainsi reconstitué n'a jamais marqué la moindre tendance à se rétracter.

Le 8 février 1895, l'opérée me suivit à l'hôpital de la Pitié ; les trois mois furent employés à obtenir une dilatation complète du vagin au moyen des boules en aluminium de Boseman. Ce ne fut que lorsque la plus grosse de ces boules put être introduite et supportée sans souffrances que je procédai à l'occlusion de la fistule.

Deuxième opération, le 16 mai 1895. — Sous l'influence de la dilatation, la paroi antérieure du vagin et les bords de la fistule ont entièrement perdu leur rigidité ; en attirant légèrement en bas la lèvre supérieure du col, on amène avec assez de facilité la lèvre supérieure de la perte de substance au contact de la lèvre inférieure.

Opération faite dans le décubitus latéral. Avivement vaginal en surface circulaire de 6, 8 millimètres ; mais au lieu d'exciser la collerette muqueuse disséquée tout autour de la fistule, je la retrousse dans la cavité vésicale et je la serre au moyen d'une suture en bourse au catgut, constituant ainsi un premier plan d'occlusion destiné à protéger la muqueuse vaginale du contact de l'urine ; puis, de la lèvre supérieure à la lèvre inférieure de la paroi vaginale, je passe 13 ou 14 points de suture au crin de Florence, comprenant et affrontant toute l'étendue de la surface d'avivement.

Sonde à demeure, tamponnement vaginal.

Le douzième jour on s'aperçoit que le pansement est mouillé et que l'opérée perd les urines, les fils sont retirés le lendemain, la plus grande partie de la réunion s'est effectuée ; elle a échoué dans une certaine étendue à droite ; il reste un orifice de communication de dimension d'une pièce de 50 centimes environ.

Plusieurs mois sont laissés à la malade pour se refaire, puis on reprend la dilatation vaginale qui est de nouveau portée jusqu'à la plus extrême limite.

Troisième opération, le 21 novembre 1895. — La malade étant dans le décubitus dorsal, le bassin fortement relevé, la paroi postérieure du vagin abaissée avec une valve, on fait de nouveau un très large avivement circulaire, mais cette fois on excise la muqueuse dans toute l'étendue de l'avivement. Puis la lèvre supérieure et la lèvre inférieure avivées de la fistule sont réunies par 9 points de suture au fil d'argent très fort, dont les extrémités sont fortement serrées, d'abord au fulcrum, puis avec le tord-fil ; quelques points de suture complémentaire sont faits avec du crin de Florence.

Ces fils sont retirés le 15e jour seulement ; la sonde est laissée à demeure un mois entier. Tant que la malade est au lit, elle garde ses urines et la miction se fait normalement environ toutes les 2 heures. Mais levée, elle commence à perdre les urines, il semble même qu'elle les perde en totalité. L'examen fait reconnaître à l'extrémité droite de la ligne de réunion un orifice presque imperceptible duquel l'urine s'échappe en jet dans les efforts ; le stylet le plus fin ne peut cependant s'introduire dans cet orifice.

La malade est remise au lit avec la sonde à demeure ; au bout de 3 semaines, on retire la sonde ; la malade peut retenir la totalité des urines ; au bout de quinze autres jours, on lui permit de se lever pendant 2 heures par jour ; elle continue à ne plus perdre.

Il y a actuellement plusieurs semaines que la malade se lève et marche.

Quand elle est debout elle ne peut guère retenir que 1 h. 1/2 environ ; et encore si elle tousse, elle perd un peu d'urine. Au lit, elle peut n'uriner que toutes les deux heures, quelquefois même à de plus longs intervalles.

L'examen montre que la réunion est complète et parfaite ; elle est régulièrement transversale et siège à 1 centimètre au-dessous de l'insertion de la paroi vaginale à la lèvre antérieure du col.

Quoique la vessie soit pleine, aucune goutte d'urine ne s'échappe par la ligne de réunion. Quand l'opérée tousse, un peu d'urine est projetée par le méat. La sonde introduite à ce moment dans la vessie évacue une notable quantité d'urine claire et cependant la malade est venue se placer d'elle-même en marchant sur le lit à examen. Il n'existe aucun obstacle, aucune trace de rétrécissement du col de la vessie.

Tel était l'état de l'opérée au moment où j'achevais de rédiger cette observation ; mais peu de temps après, vers le mois de février 1896, alors qu'elle se disposait à quitter l'hôpital pour retourner chez elle, on s'aperçut que ses urines renfermaient un dépôt muco-purulent assez abondant, coloré par du sang. Cet écoulement sanguin variable suivant les jours, ayant pris des proportions assez importantes, l'examen cystoscopique fit voir, au niveau du point où siégeait autrefois la perforation, une cicatrice blanchâtre et au-dessous d'elle, un gros bourgeon charnu de coloration foncée et d'où provenait certainement l'hémorrhagie. Je ne crus néanmoins pas nécessaire de diriger sur ce point une intervention nouvelle ; des lavages à l'eau boriquée et avec une solution de nitrate d'argent firent peu à peu diminuer l'écoulement sanguin et le dépôt muco-purulent des urines.

Ce ne fut néanmoins qu'au mois de juillet que je laissai la malade retourner chez elle. Elle m'a écrit au mois d'octobre dernier : « Il y a un mois et demi que je ne vois aucune trace de sang dans mon urine et que je ne ressens aucun mal en urinant. Je me porte très bien, pendant les efforts quelques gouttes d'urine sortent ; mais en faisant mon ménage et en ne travaillant pas trop, je garde bien mon urine et je me porte bien. »

L'incident qui a retardé la guérison a été dû certainement au bourgeon formé par le refoulement de la muqueuse vaginale disséquée et retournée du côté de la vessie. La saillie qu'il formait dans la cavité de celle-ci a pu être reconnue par l'examen cystoscopique, et ce ne fut qu'après sa rétraction graduelle que le saignement auquel donnait lieu cette sorte de fongus s'est arrêté et que la guérison a pu être considérée comme complète.

Obs. XXXVIII (résumée).— *Un procédé opératoire des fistules vésico-vaginales compliquées d'altération uréthrale.* — Ott, *Central. für Gynæk.*, 1894, p. 40.

Dans un cas, Ott a employé le procédé suivant pour une très grande fistule vésico-vaginale, avec perte de substance considérable au niveau de la paroi inférieure de l'urèthre. La moitié postérieure de la fistule fut réparée par le colpocleisis habituel ; mais on eut soin de ne pas réunir en avant les incisions pratiquées sur les parties latérales du vagin ; elles furent au contraire prolongées jusque sur la face interne des petites lèvres, au-dessus du clitoris de façon à dessiner deux lambeaux latéraux. Dans son ensemble l'incision avait la forme d'un fer à cheval. Le lambeau de muqueuse situé entre les deux branches du fer à cheval, depuis l'orifice externe de l'urèthre jusqu'au clitoris, ayant 1 centimètre à peu près, fut destiné à faire la face inférieure du nouvel urèthre.

Le résultat de l'intervention fut le suivant : réunion par première intention, le malade peut garder l'urine, une petite pelote permettait la fermeture du canal artificiel.

Obs. XXXIX (Inédite). — *Guérison spontanée d'une fistule vésico-vaginale.*

La femme P..., âgée de 50 ans, entre le 24 janvier 1897, dans le service de M. Quénu, pour se faire opérer d'une fistule vésico-vaginale, datant de 3 mois et survenue à la suite d'un accouchement.

A son entrée, la malade est examinée et l'on constate un très petit orifice fistuleux, situé près du col utérin, et laissant sourdre de l'urine.

La malade est mise pendant quelques jours en observation. Le vagin est nettoyé, tamponné ; à notre grande surprise, l'incontinence des urines cesse peu à peu, et au bout de 12 jours de repos, la femme sort ne perdant plus du tout d'urine par le vagin. Cette malade n'a pas été revue depuis.

Obs. XL. — *Abdominale Blasencheidenfisteln Operation.* — Dittel, *Wien. klin. Woch.*, 1893, p. 449.

Le mercredi 11 novembre 1893, la malade fut chloroformée et mise dans la position de Trendelenburg.

Incision de la paroi abdominale sur la ligne médiane de l'ombilic jusqu'à la symphyse. Par cette longue incision, il fut facile d'accéder dans le petit bassin et d'y manœuvrer à l'aise. Les intestins furent refoulés à l'aide de compresses, de façon à bien découvrir l'utérus et la vessie. Celle-ci vide, fut encore aplatie par les doigts d'un aide contre la symphyse pubienne ; d'autre part l'utérus saisi par le fond fut attiré en haut et en arrière.

Le cul-de-sac vésico-utérin était ainsi largement béant et tendu. Au fond de ce cul-de-sac au niveau du reflet du péritoine de la vessie sur l'utérus, la séreuse formait un repli transversal. Au-dessous de ce repli, l'on incisa transversalement et dans toute son étendue le cul-de-sac vésico-utérin. Le bistouri fut alors laissé de côté et avec le doigt seul, allant prudemment, on décolla le fond de la vessie, de la face antérieure du col utérin. Ce clivement fut poussé jusque dans la cloison vésico-vaginale et rencontra à ce niveau la fistule, dont il dépassa le bord antérieur.

Grâce au tissu cellulaire lâche qui unit l'utérus à la vessie, cette manœuvre fut facile sur la ligne médiane, mais on eut plus de mal sur les côtés. L'opérateur arriva cependant à son but, sans léser les uretères et sans provoquer une perte de sang gênante.

La fistule était très grande, 4 centimètres de long sur 3 centimètres de large. Dans son angle antérieur on introduisit un crochet mousse, qui en permettant de tirer sur le bord antérieur de la fistule, fit rejoindre ses bords latéraux sur la ligne médiane. Voyant ainsi que la fistule pouvait être fermée sans trop de tiraillement, Dittel aviva tout son pourtour et sutura ses surfaces avivées à l'aide de 15 points de suture.

Une injection faite dans la vessie permit de s'assurer de la fermeture complète de sa cavité.

Une sonde fut laissée à demeure, et le vagin tamponné à la gaze iodoformée et drainé. En présence de l'insuccès de son intervention, Dittel se demanda plus tard si le tamponnement vaginal n'avait pas été trop serré, et n'avait pas fait saillir dans la vessie la ligne de sutures.

Quoi qu'il en soit, la paroi abdominale fut fermée comme d'habitude, et la plaie drainée à la partie inférieure avec une mèche de gaze iodoformée.

12 *novembre*. — Pas de fièvre, la malade se trouvait bien.

15. — Les injections vésicales passèrent dans le vagin;

La malade, indocile, avait arraché sa sonde et enlevé son tamponnement vaginal.

L'insuccès de l'opération était donc très explicable.

CONCLUSIONS

I. — La méthode du dédoublement est la méthode de choix dans le traitement des fistules vésico-vaginales ; elle est applicable à la grande majorité de ces fistules et donne des résultats supérieurs à la méthode américaine, car elle permet de faire un avivement large, sans perte de substance et sans tiraillements.

II. — Dans le cas de fistules non abordables par le vagin, les méthodes d'oblitération indirecte doivent être presque complètement abandonnées, et céder le pas à la suture intra-vésicale après taille hypogastrique. L'opération de Trendelenburg est indiquée dans les cas de : brides ou replis cicatriciels, d'adhérences de la fistule aux organes voisins, ou au pelvis ; d'étroitesse ou profondeur du vagin ; d'infections ou calculs de la vessie. Elle donne d'excellents résultats, témoins les succès enregistrés par la statistique.

III. — Il est un certain nombre de fistules, pour lesquelles on ne peut tracer de règles opératoires fixes, les chirurgiens aux prises avec leurs difficultés ont imaginé des procédés spéciaux, et sans valeur thérapeutique générale.

IV. — Le bon résultat de la cure chirurgicale est singulièrement favorisé par le traitement préparatoire, qui aseptise le champ opératoire, l'assouplit, mobilise les bords de la fistule, dilate le vagin.

INDEX BIBLIOGRAPHIQUE

Albarran. — Sur la réunion complète par première intention, après la taille hypogastrique dans les tumeurs de la vessie. *Ann. mal. génito-urinaires*, décembre 1892.

Armand. — *De l'incision dans la cystotomie sus-pubienne.*

Assaki. — La suture à 3 étages dans l'opération de la fistule vésico-vaginale. *Ann. mal. génito-urinaires*, Paris, 1896, p. 1072-1079.

Baumm. — Der Operationen der Blasen. cervixifisteln von der Blasenhaus. *Archiv. für Gynækologie*, 1890, t. XXXIX, p. 493.

Baker-Brown. — Malgaigne-Le Fort, *Manuel de Méd. opér.*, 4e éd., 1887, p. 747.

Bardenhauer. — XXe *Congrès des chirurgiens allemands*, avril 1891, d'après le *Mercredi médical*, 1891.

Bérard (A.). — De l'oblitération du vagin appliquée au traitement de la fistule vésico-vaginale ; méthode de traitement par infibulation ou oblitération du vagin. *Bull. de l'Acad. de méd.*, 1845, t. X, p. 407.

Borger. — Fistule vésico-vaginale compliquée d'oblitération cicatricielle de l'orifice vésical de l'urèthre. Guérison. *Ann. de gynéc. et d'obst.*, Paris, 1897, p. 177.

— Sur la méthode de Bozeman. *France médicale*, 13 et 17 mai 1875.

Boutan. — *Cystotomie sus-pubienne.* Th. de Paris, 1893.

Cazin. — Contrib. à l'étude des fistules vésico-vaginales ; création d'une fistule recto-vaginale avec occlusion de la vulve. *Arch. gén. de méd.*, 1881, p. 275 et 436.

Champney. — *Transactions of obstetr. Soc. of London*, vol. XXX.

Churchill. — *Traité pratique des maladies des femmes*, trad. fr., Paris, 1871, p. 967.

Condamin. — De la colpotomie antérieure comme opération préalable à la restauration des grandes fistules vésico et utéro-vaginales. *Prov. méd.*, Lyon, 1897, p. 75.

— *Congrès de Chirurgie*, 6e session, Paris, 1892.

Deroubaix. — *Traité des fistules uro-génitales chez la femme*, Paris, 1870.

Dietz. — *Etude clinique et expérimentale sur la suture de la vessie après la taille hypogastrique.* Th. Paris, 1896.

Dittel. — Abdominale Blasenscheidenfisteln. Operation. *Wien. klin. Woch.*, 1893, p. 449.

Duboué. — Mémoire sur l'emploi d'un nouveau procédé autoplastique ou à lambeaux dans l'opération de la fistule vésico-vaginale. *Mém. de la Soc. chir.*, 1865, p. 417.

Duplay. — Traitement de la fistule vésico-vaginale par la suture intra-vésicale. *Bull. de l'Acad. de méd.*, 1895, p. 585.

Emmet. — Incurable vesico-vaginal fistula a new methof of treatment by supra-pubic cystostomy. *Americ. Journal of Obstetrics*, mai 1895.

Fenomenoff. — *Vratch.*, 1896, n° 21.

Fergusson.— *American Journal of Obstetrics*, avril 1895.

Follet. — Fistule vésico-utérine, nouveau procédé de cystoplastie. *Bull. et Mém. de la Soc. de Chir.*, 26 mai 1886, p. 445.

Fritsch. — Ueber plastische Operationen in der Scheide. *Central. für Gyn.*, 1888, p. 804.

Freund. — Eine neue Opertion zur Schliessung gewisser Harnfisteln beim Weibe. *Samm. klin. Wort.*, N. F. n° 118, 1895.

Gallet. — Les fistules consécutives à l'hystérectomie vaginale. *Annales de la Société belge de Chir.*, 1894.

Hegar et Kaltenbach. — *Traité de gynécologie opératoire*, trad. franç. de la 2e éd. par Paul Bar, 1805.

Hergott. — De l'oblitération du vagin comme moyen de guérison de l'incontinence d'urine dans les grandes pertes de substance de la cloison vésico-vaginale. *Gazette médicale de Strasbourg*, 1873, p. 65.

Hoareau. — *Du traitement des fistules vésico-vaginales par le procédé du dédoublement.* Thèse Paris, 1896.

Jobert. — *Traité de chirurgie plastique*, t. II, 1849.

Kehr.— Section haute et suture immédiate de la vessie chez un homme de 69 ans. Guérison. *Medicinische Wochenschrift*, 1870, n° 9.

A. Kelly.—The treatment of large vesico-vaginal fistulæ.*John Hopkins Hospital Bulletin*, mars 1896.

Lannelongue. — Nouveau procédé de traitement des fistules vésico-vaginales. *Société de chirurgie*, 5 mars 1873. *Gazette des hôpitaux*, 1873, p. 315.

Lannelongue et Faguet. — Traitement des fistules vésico-vaginales utérines. *Sem. méd.*, 1895.

Latouche. — Communication inédite à la *Société de Chirurgie*.

Lipinsky. — Deux cas de fistules vésico-vaginales guéries par l'épisiocleisis, avec fistules recto-vaginales artificielles. *Ann. de gynéc. et d'obst.*, Paris, 1897, p. 201-207.

Mac Gill. — An operation for vesico-vaginale fistula throught a supra-pubic oper. in the Bladder. *Lancet*, vol. II, 1890, p. 2.

Mackenrodt.— Die operative Behandlung grosser Blasenscheiden fisteln. *Centr. f. Gyn.*, 1894, p. 180.

Malgaigne et Le Fort. — *Manuel de médecine opératoire*, 2e partie, p. 747.

Michaud Jean. — *Contribution à l'étude du traitement des fistules vésico-utérines.* Thèse Lyon, 1896.

Michaux. — *Le Congrès français de chirurgie.*

Monod. — Art. Fistules urinaires, *Dict. Dechambre.*

Monteros. — *Essai sur le traitement des fistules génito-urinaires chez la femme.* Thèse Paris, 1864.

Morison. — Operation for the cure of vesico-vaginal fistula. *Lancet*, Lond. 1896, p. 1158.

Neugebauer. — 163 cas de fistules vésico-utérines. *Archiv. für Gynæk.*, XXIX, 3.

Pousson. — De la cystotomie préliminaire appliquée au traitement de certaines fistules vésico-vaginales et vésico-intestinales. *Communic. au 8e Congrès français de chirurgie. Semaine médicale*, Paris, 10 oct. 1894.

— De la cystotomie préliminaire appliquée au traitement de certaines fistules vésico-vaginales et vésico-intestinales. *Archives provinciales de chirurgie*, t. 3, nº 12, 1er déc. 1894.

Pozzi. — *Traité de gynécologie.* 3e édit. Fistule uréthro-vésico-vaginale, guérie par la colpoplastie. *Bull. de la Soc. de chir.*, 1887, p. 114.

Quénu. — *Bull. de la Soc. de chir.*, 3 mars 1897.

Ricard. — *Communication faite au Congrès français de chirurgie sur le traitement des fistules vésico-vaginales*, oct. 1896. *Gazette des hôpitaux*, 1896, p. 1225.

Robert. — Opération de la fistule vésico-vaginale pratiquée suivant la méthode américaine. *Gaz. des hôp.*, 1859, p. 1 et 5.

Rochard. — *Histoire de la chirurgie française au XIXe siècle*, p. 387 et 389, année 1875.

Rose. — Ueber den plastichen Ersatz der veiblichen Harnrœhre. *Deutsche Zeitschr. f. Chir.*, 1878, Bd IX, p. 122.

Rosenthal (Jacob). — An operation for the cure of vesico-vaginal fistula by the section alta with recovery. *The american journ. of obst. and diseases of women and children*, vol. XXVII, mars 1893.

Simon. — Historisches ueben der operativen verschlun der Scheidenwandungen (Kolpocleisis). *Deutsche klin.*, 1868, nº 45, p. 405 et nº 46, p. 417.

Teynac. — *De la cystotomie préliminaire appliquée au traitement des fistules vésico-vaginales.* Thèse de Bordeaux, 1895.

Traité de chirurgie Duplay-Reclus. Art. Fistules urinaires, t. VIII.

Trendelenburg. — Ueber Blasenscheidenfistelnoperationen. *Volkmann's Samml. klin. Vortr.*, 1890, nº 355.

Verneuil. — Histoire et critique des perfectionnements apportés à l'opération de la fistule vésico-vaginale par la chirurgie américaine. *Gazette hebdomadaire* de 1859, p. 7, 55 et 119.

— Nouvelles observations de fistules vésico-vaginales suivies de remarques sur les procédés américains. *Archiv. gén. de méd.*, 1862, p. 48 et 207.

Vidal de Cassis. — Oblitération du vagin pour le traitement de la fistule vésico-vaginale. *Annales de la chir. franç. et étrangère*, 1844, t. II, p. 208.

Wacher. — Die Huslosung der Narben als Method der Plastik. *Centr. für Gynæk.*, 1889, n° 1.

TABLE DES MATIÈRES

Pages

INTRODUCTION. 7

CHAPITRE I. — Etude anatomo-pathologique des fistules vésico-vaginales 13

CHAPITRE II. — Méthode du dédoublement dans le traitement chirurgical des fistules vésico-vaginales . . . 20

CHAPITRE III. — Les différentes méthodes de traitement chirurgical des fistules vésico-vaginales. 35

§ 1. — *Par oblitération directe* 36

a. Par voie vaginale 36

b. Par voie ischio-rectale 54

c. Par voie sus-pubienne 59

§ 2. — *Par oblitération indirecte*. 72

CHAPITRE IV. — Choix d'un procédé et comparaison des différentes méthodes entre elles 75

OBSERVATIONS. 85

CONCLUSIONS 135

INDEX BIBLIOGRAPHIQUE. 137

Imp. G. Saint-Aubin et Thevenot. — J. Thevenot, successeur, Saint-Dizier (Haute-Marne).

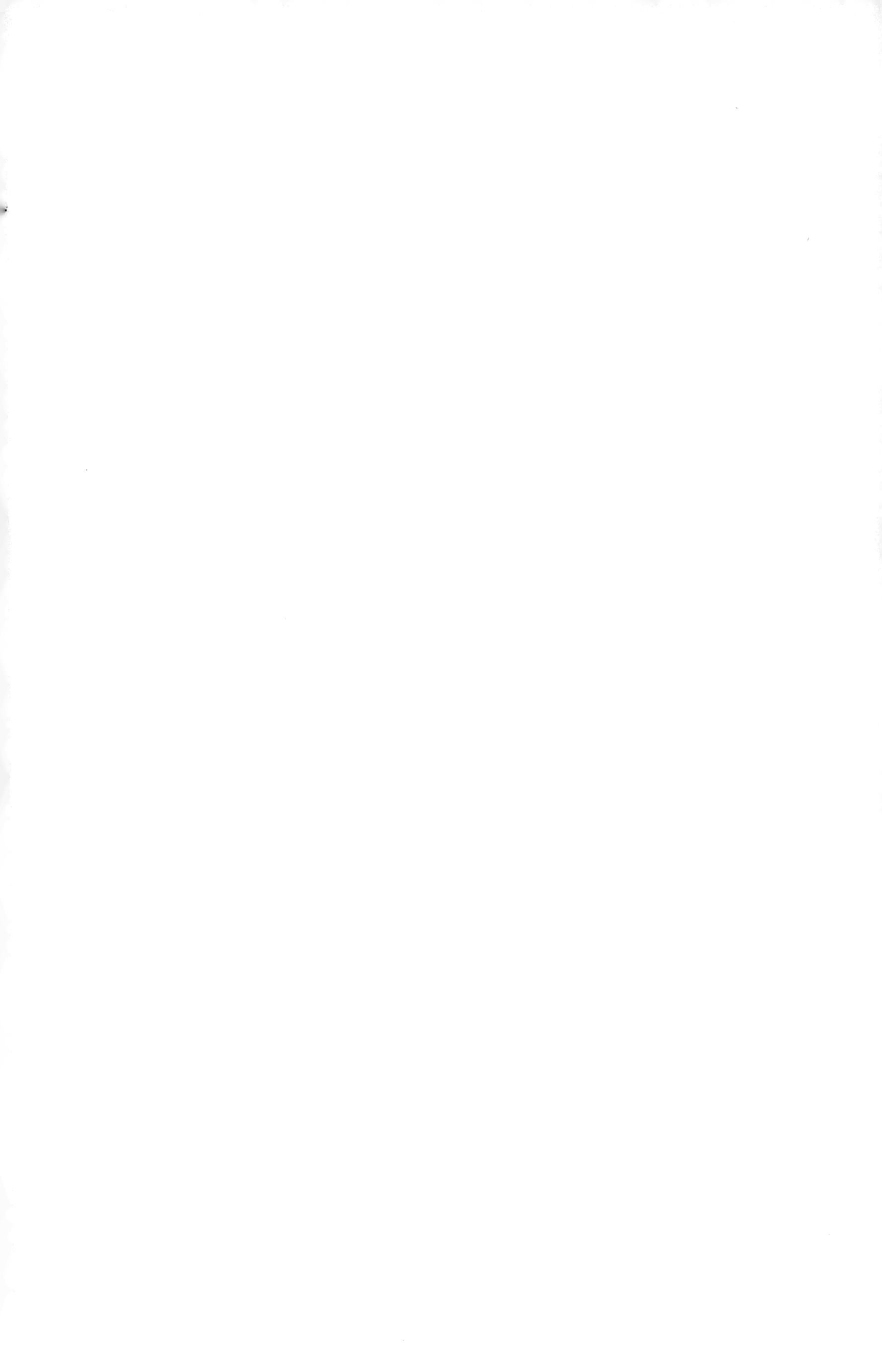